Yoga

Ilona Focali

YOGA
für die sanfte Geburt

**Die optimale
Vorbereitung
in der
Schwangerschaft**

Urania

Inhalt

Vorwort   6

Einleitung   7

Voraussetzung für eine optimale
Entbindung   9

Die Lotusblüte   14

Das Baby hört und fühlt mit   16

Schnelle Hilfe bei
Kreuzschmerzen   22

Spiritueller Hintergrund
von Yoga   23

Übungen für die Beckenbodenmuskulatur   31

Wichtige Haltungen für
Schwangere   33

Yoga-Übungen für Schwangere   35

Seitliche Beinhebeübung   35
Der Grätschsitz   35
Der Halbmond   37
Der Fisch (Matsyasana)   39
Der Froschsitz (Mandukasana)   40
Krokodilsübungen für
    Schwangere   42
Die Schere
    (Jatara-Parivartanasana)   51
Leichter Drehsitz (Ardha-
    Matsyendrasana)   54
Dreieckshaltung (Parivrtta-
    Trikonasana)   56
Hüft-Seitenschwung   58
Die Katze   60

Der Physioball als Geburtshilfe   62

Übung bei Beckenendlage   66

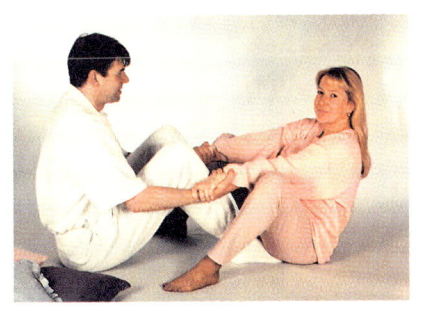

Preßwehen	98
Massagegriffe gegen Wehenschmerzen	105
Tips aus der Akupressur-, Aroma- und Edelsteintherapie	109
Thema Stillen	115
Atemübungen	67
Die Bauchatmung	73
Eine Übung für stillende Mütter	124
Vokal-Atmung	75
Register	126
Wehensingen	76
Entspannung	78
Wehenatmung	83
Wehenatmung und Entspannung im Wechsel	91
Rebirthing-Atmung	94
Alphatraining	96

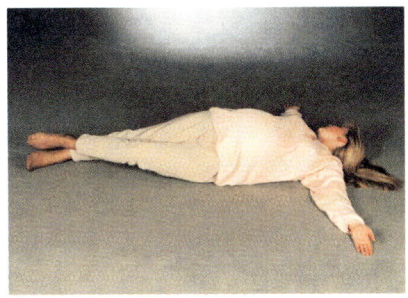

Vorwort

Dieses Buch ist in Liebe allen schwangeren Frauen gewidmet. Da ich selbst mit Hilfe der Techniken, die in diesem Buch beschrieben sind, die Geburten meiner drei Kinder als beglückende Höhepunkte in meinem Leben erfahren durfte, ist es mir ein großes Anliegen, den werdenen Müttern zu helfen, damit sie eine ebenso schöne Geburt erleben, die sie niemals vergessen werden.

In den 20 Jahren meiner intensiven Arbeit mit Schwangeren ist die Freude, mit der ich meine Erfahrungen weitergeben darf, immer größer geworden. Für mich ist es wichtig, bei den Frauen Mut und Selbstbewußtsein zu stärken, Ängste abzubauen und ihnen zu zeigen, wie sie in sich selbst eine »Welt der Harmonie, Freude und Liebe« schaffen können. Die harmonische Zusammenarbeit von Körper, Geist und Seele sowie die bewußte Nutzung der kosmischen Energie sind hier wichtige Aspekte.

Da die Männer durch ihre Mithilfe sehr zum Gelingen einer Geburt beitragen können, möchte ich alle Partner ermuntern, mit ihren Frauen gemeinsam das Fest der Geburt zu feiern. An dieser Stelle möchte ich meinem eigenen Mann danken, daß er mich seinerzeit mit liebevoller Hilfe während der Geburt unserer drei Kinder begleitet und unterstützt hat.

Ich danke auch Herrn Dr. Martin Grieß und seiner Frau Bettina, die die Mühen auf sich genommen haben, stundenlang für die Aufnahmen in diesem Buch zu posieren.

Mein Dank gilt ferner Dr. Dieter Deppe, Chefarzt der Gynäkologie im Marienkrankenhaus in Lippstadt, der mich seit Beginn meiner Arbeit als Yoga-Lehrerin unterstützt hat. Außerdem möchte ich Ärzten und Hebammen, die meine Arbeit freundlich begleitet haben, meinen besonderen Dank ausdrücken. Dabei möchte ich die Hebamme Mena van Damme (Geburtshaus Soest/Westfalen) besonders hervorheben.

Voll Dankbarkeit und Hochachtung denke ich an meinen langjährigen Freund, Yogalehrer, Priester und Lehrer Werner Vogel, durch den ich tiefe Einblicke in die Welt des Yoga tun durfte.

Mein Dank gilt meinen Kindern, denen ich dieses Buch widme.

Ilona Focali, Sommer 1996

Einleitung

Erinnere die Mütter an die Liebe zu ihren Kindern! Vor vielen Jahren erhielt ich diesen Satz während einer Meditation. Seitdem habe ich stets versucht, in meinen Kursen dieses große Liebespotential der angehenden Mütter noch zu vergrößern. Denn wir sollten eins nicht vergessen – Liebe ist fast wichtiger als Nahrung und Pflege. Liebe ist für Babys das, was die Sonne für die Pflanzen ist. Und diese Liebe beginnt nicht erst mit dem Schrei Ihres Kindes, sondern schon in der Schwangerschaft. Die beste Schwangerschaftsgymnastik kann die Liebe nicht ersetzen.

Schon in den neun Monaten vor der Geburt können Sie viel für Ihr Baby und letztlich auch für sich selbst tun, indem Sie das kleine, in Ihrem Leib heranwachsende Wesen so oft wie möglich Ihre Liebe spüren lassen. Auf diese Weise tragen Sie auch sehr zu seiner gesunden Entwicklung bei.

Denn die Liebe, die Sie Ihrem noch ungeborenen Kind geben, ist eine ganz besondere Art von Energie, mit deren Hilfe sich Ihr Baby körperlich, seelisch und geistig besser entwickeln wird. Nutzen Sie daher jede Gelegenheit, liebevoll an Ihr Baby zu denken, nehmen Sie es in Gedanken in Ihren Arm, schmusen und kuscheln Sie mit ihm und hüllen Sie es in eine Woge von Liebesgefühlen. Ihr Baby wird diese Energie wahrnehmen und sich in einem »Meer« von Liebe tummeln, durchströmt von Licht und Wärme und einem Glücksgefühl. Die wahren »Yoga-Babys« sind später ausgeglichene, glückliche, zufriedene Kinder, oft den anderen Babys in ihrer Entwicklung weit voraus und ohne Ängste, weshalb sie auch viel weniger schreien.

Doch warum ein Baby schreit, dafür gibt es manchmal sehr viele Gründe und diese sind noch zahlreicher bei Babys, die nicht das Glück hatten, während der Schwangerschaft mit soviel Liebe überschüttet zu werden. Ganz gleich, warum Ihr Baby schreit, Sie sollten es niemals schreien lassen. Sie müssen zwar nicht bei jedem Pieps gleich reagieren, oft hat es nur geträumt und schläft gleich wieder weiter, aber längeres Schreien erfordert unbedingt liebevolle Zuwendung. Denn niemals schreit ein Baby ohne Grund.

Zum Glück sind unsere heutigen jun-

Die Liebe, die Sie Ihrem Kind geben, ist wichtiger als Nahrung und Pflege.

ruhig ein paar Nächte durchschreien, und du hast Ruhe« zu übernehmen. Neben seelischen Schäden beim Kind, bleiben oftmals auch für die Mutter ein schlechtes Gewissen und Schuldgefühle über Jahrzehnte zurück.

Auch wenn das Baby satt, warm und trocken ist, sein Bäuerchen gemacht hat und eigentlich rundherum zufrieden sein müßte, kommt es vor, daß es anfängt zu schreien. Denn auch Babys können Angst haben; das Kind beruhigt sich um so schneller wieder, je eher Sie ihm zeigen, daß es nicht allein ist. Dazu ist es gar nicht einmal nötig, daß Sie Ihr Kind jedesmal aus dem Bettchen nehmen. Beruhigende Worte und ein Streicheln über das Köpfchen reichen oft schon aus.

Auch Babys können Angst haben.

Die Familie findet am schnellsten wieder zur Nachtruhe zurück, wenn Sie bei wiederholtem Geschrei das Baby einfach zu sich ins warme Bett holen, es beruhigen und es, falls Sie stillen, anlegen. Vielleicht braucht es einfach eine Zeitlang eine zusätzliche »Nachfütterung«, und Liebe ist auch eine Art Nahrung. Das trifft besonders auf Frühgeburten zu, also auf sehr zarte, kleine Babys.

Manchmal kommt es vor, daß ein Kind mit seinem Bettchen unzufrieden ist und gar nicht darin liegen möchte. In diesem Fall habe ich öfter erlebt, daß ein bloßes Umstellen des Bettchens an eine andere Stelle des Zimmers die Lösung des Problems war. Vielleicht stand das Bett auf einer Wasserader oder auf einem elektromagnetischen Störungsfeld. Babys reagieren unglaublich sensibel auf solche Dinge. In einer Waldhütte würde dieses Problem sicher kaum auftreten, aber in unseren verkabelten, vernetzten und mit Stahlträgern durchzogenen Neubauten ist dies oft ein ernstzunehmender Faktor.

Viele Babys möchten auch einfach nicht allein sein, durch einen offenen Türspalt etwas Licht von draußen wahrnehmen, im Hintergrund die Stimmen hören, die ihm so vertraut sind und die ihm zeigen, daß es nicht allein ist. Es gibt Babys, die gern allein schlafen, von Anfang an, aber genauso gibt es manche, die sich am wohlsten fühlen, wenn sie »mittendrin« sein können. Babys sind fertige Persönlichkeiten in kleinen Körpern, das sollten wir nie vergessen. Und so verschieden die Menschen sind, so unterschiedlich sind eben auch die Babys.

Ich möchte mit all dem sagen, daß es viele Gründe gibt, warum ein Baby schreit, und daß Sie das Geschrei Ihres Kindes stets ernst nehmen sollten. Eine aufmerksame und liebevolle Erziehung ist gewiß die beste Grundlage für eine optimale Entwicklung Ihres Kindes.

Voraussetzung für eine optimale Entbindung

»Du wirst einmal YOGA-Kurse geben«, sagte vor vielen Jahren meine Yogalehrerin zu mir. Daß ich lange Zeit später tatsächlich einmal Menschen in der Kunst des YOGA unterweisen würde und dies nun nach 20 Jahren mit immer noch wachsender Begeisterung tue, hätte ich mir damals nicht träumen lassen.

In meinem Beruf als Krankengymnastin habe ich mich schon immer besonders für die Gynäkologie und speziell für die Geburtshilfe interessiert. Nun habe ich schon seit vielen Jahren mit Schwangeren zu tun, und ich muß sagen, die Arbeit wird immer interessanter und faszinierender für mich, denn auch die Frauen haben sich während der letzten Jahre sehr verändert. Nach einer Zeit des völligen Verzichts auf Eigenverantwortung zu Gunsten der Klinik und auch der Bevormundung durch die Klinik sind die Frauen zu einem großen Teil heute wieder bereit, selbst Verantwortung zu übernehmen und aktiv auf eine natürliche Entbindung hinzuarbeiten. Sie möchten auch wieder lernen, mit Schmerzen umzugehen. Ich kann heute in meinen Kursen Techniken anbieten und erarbeiten, die noch vor 15 Jahren undenkbar waren. Auch dieser Bereich befindet sich im stetigen Wandel, und das macht die Arbeit so faszinierend.

Nach der Entbindung meines ersten Kindes merkte ich, daß die geburtsvorbereitende Gymnastik, insbesondere die Atemtechniken, wie sie im allgemeinen gelehrt wurden und noch immer werden, zwar eine Hilfe sind, aber bei weitem nicht ausreichen, die Geburt zu einem der schönsten Erlebnisse im Leben einer Frau zu machen.

So fing ich an, meine Yogakenntnisse mit der herkömmlichen Schwangerschaftsgymnastik zu verbinden und eigene Atemtechniken und Entspannungsmöglichkeiten zu entwickeln.

Die Atmung mußte verändert und die Entspannungsphase stark verkürzt werden. Denn da die Wehenpausen bei fortgeschrittenem Geburtsverlauf oftmals nicht einmal mehr 1 Minute betragen, war es unbedingt erforderlich, mit den Frauen eine Form der Entspannung zu er-

**Geburts-
vorbereitende
Gymnastik und
Atemtechniken
reichen für eine
optimale
Entbindung.**

arbeiten, mit der sie auch in einer Pause von 10 Sekunden fähig sein würden, den Körper wie in einer Welle von oben nach unten völlig zu entspannen.

Vor allen Dingen war es nötig und wichtig, ihnen die Angst zu nehmen, sie zu ermuntern, anzuspornen und ihnen Kraft zu geben.

Sie mußten lernen, die Wehen und auch die damit verbundenen Schmerzen anzunehmen und mit ihrem Körper mitzuarbeiten, ihn als Partner und nicht als Gegner zu betrachten. Die nächste Wehe kommt sowieso, ob man Angst hat oder nicht. Aber wer schon angstvoll auf die Schmerzen der nächsten Wehe wartet, wird von ihr gleichsam überrollt werden, sich völlig verspannen und damit die gesamte Geburt nicht nur um viele Stunden verzögern, sondern das Maß der Schmerzen in kaum erträglichem Maß steigern.

Eine Frau, die gelernt hat, sich zu entspannen, und sei die Pause noch so kurz, wird der nächsten Wehe mit frischer Kraft begegnen, die Entbindungszeit wesentlich verkürzen und die Schmerzen beträchtlich verringern.

Wehe und Frau arbeiten nun nicht mehr gegeneinander, sondern gemeinsam, um das Baby möglichst sanft, schmerzarm und schnell zur Welt zu bringen. Die Geburt meines zweiten Kindes war für mich der Beweis, daß meine Techniken nicht nur funktionierten, sondern mich sogar in die Lage versetzten, meine Entbindung von Anfang bis zum Schluß selbst zu leiten. Gemeinsam mit meinem Körper. Es wurde eine »Bilderbuchgeburt«.

Die Geburt meines dritten Kindes aber war dann für mich ein fast berauschendes Erlebnis.

»So muß es sein«, dachte ich, »für jede Frau!«

Die Geburt soll eines der größten und wundervollsten Erlebnisse im Leben einer Frau sein. Und das ist schon bei der ersten Geburt erreichbar, man braucht nur ein wenig Ausdauer, um die Übungen – besonders die Atemübungen – täglich bis zur Entbindung durchzuführen.

Je früher man damit anfängt, um so besser, denn dadurch bereiten Sie nicht nur Ihren eigenen Körper auf eine optimale Geburt vor, sondern Sie versorgen auch Ihr Baby mit genügend Sauerstoff, so daß es sich körperlich und geistig bestens entwickeln kann. Nicht zu vergessen, daß auch seine seelische Entwicklung durch das große Maß an Zuwendung und Liebe in einer ganz besonderen Weise verläuft!

Zum Thema Ernährung gibt es inzwischen sehr viel und sehr gute Literatur; deshalb möchte ich gleich zu den anderen Themen weitergehen, die mir besonders

Die Geburt soll eines der wundervollsten Erlebnisse im Leben einer Frau sein!

Voraussetzungen für eine optimale Entbindung

1. eine vernünftige und ausgewogene Ernährung
2. die richtige Atemtechnik, sowohl für die lange Zeit der Eröffnungswehen als auch für die Preßwehen
3. eine Entspannungstechnik, die auch bei kürzester Wehenpause funktioniert

am Herzen liegen. Nämlich den Atem- und Entspannungstechniken. In diesem Buch will ich Sie mit verschiedenen Techniken vertraut machen, die sich inzwischen seit vielen Jahren bewährt haben; Techniken, die Ihnen helfen, die Zeit der Eröffnungswehen zu verkürzen und die Schmerzen so gering wie möglich zu halten.

Voraussetzung für den Erfolg ist, wie schon gesagt, regelmäßiges Üben (das gilt übrigens für alle geburtsvorbereitenden Übungen und Techniken, nicht nur für die hier beschriebenen!).

Auch mit verschiedenen Massagegriffen werde ich Sie vertraut machen, mit denen Ihr Partner Ihnen helfen kann, Schmerzen zu verringern und sich besser zu entspannen. Ich werde Reflexpunkte vorstellen, die stimuliert werden müssen, um eine Geburt in Gang zu bringen, besonders wenn der Termin bereits überschritten ist oder wenn während der Geburt plötzlich die Wehen aussetzen.

Ich biete Ihnen Übungen an für die stark strapazierte Wirbelsäule, wunderbare Yoga-Übungen, die auch nach der Schwangerschaft sehr hilfreich sind. Und ich kann Sie mit Techniken vertraut machen, die Ihnen helfen, über Ihr Unterbewußtsein eine positive Einstellung zur Geburt zu erreichen, Ängste zu beseitigen und eine leichte und schnelle Entbindung gleichsam zu programmieren. Techniken, mit denen Sie sich anschließen können an den Sie ständig umgebenden Energiestrom, diese starke kosmische Energie, die immer da ist und die wir uns über die Atmung nutzbar machen können. Es ist die Lichtenergie, die uns permanent umgibt und durchfließt (auch das Licht in der Lampe kann man erst sichtbar und wirksam machen, wenn man den Lichtschalter betätigt).

Sie werden staunen, wieviele Möglichkeiten und Hilfen es gibt. Machen Sie mit! Denn auf diese Weise kann man sich am besten von der Wirksamkeit der Übungen überzeugen.

Üben Sie die Atemtechniken, bis Sie sie wie im Schlaf können. Es gab nicht wenige Frauen in meinen Kursen, die ihre Ba-

Yoga-Übungen sind auch nach der Schwangerschaft und Geburt sehr hilfreich.

Je besser die Atem- und Entspannungstechniken beherrscht werden, desto besser ist es für Mutter und Kind.

bys tatsächlich »im Schlaf« bekamen. Aber das ist es nicht, was wir anstreben wollen. Geben wir uns damit zufrieden zu lernen, wie wir das Wechselspiel von Wehenatmung und Entspannung so gut wie möglich beherrschen – und das erreicht man alleine durch intensives Üben.

Denken Sie immer daran, Sie leiten die Entbindung in harmonischer Zusammenarbeit mit Ihrem Körper und sind nicht die passiv Leidende. Es liegt in Ihrer Hand, sich immer wieder neu an den Sie umgebenden Energiestrom anzuschließen, um dem Körper die notwendige Kraft zuzuführen mit einer Technik, die ich Ihnen vorstellen werde. Ist diese »Leitung« erst einmal gelegt, dann fließt die Lichtenergie unaufhörlich in Ihren Körper, und Sie werden spüren, daß Sie sich ihr bedingungslos anvertrauen können: Sie wissen plötzlich mit Bestimmtheit, daß alles, was auch immer geschieht, zu Ihrem und zum Besten Ihres Kindes geschieht. Auch Komplikationen, wie sie bei jeder Geburt eintreten können, werden Sie nicht aus dem Gleichgewicht bringen.

Aber wie gesagt, je besser Sie die Atem- und Entspannungstechniken beherrschen, um so besser für Sie und das Baby. Denn durch die gute Sauerstoffversorgung ist es Ihrem Baby möglich, bei eventuell auftretenden Komplikationen bis zu 1 Stunde länger als gewöhnlich durchzuhalten, einfach weil seine Herztöne kräftig sind, und es wird somit vielleicht einem Kaiserschnitt oder einer Zangengeburt entgehen.

Außerdem ist es eine wunderschöne Art, täglich mit seinem Baby intensiv in Kontakt zu treten. Die Zeit vor dem Einschlafen ist hierfür am besten geeignet.

Seit vielen Jahren gebe ich diese Kurse zur Geburtsvorbereitung in engem Kontakt mit den Krankenhäusern und besonders mit Hebammen, denn all das, was die Frauen bei mir lernen, sollen sie ja auch anwenden dürfen. Die Kliniken wissen inzwischen, daß ich nicht auf jeder neuen Welle reite, sondern daß das, was ich anbiete, wirklich machbar ist und oft Erleichterung bringt, nicht nur für die Gebärende, sondern auch für die Hebamme. Dazu gehört ohne Zweifel auch der Physioball.

Ich habe seinerzeit verschiedene Ärzte gebeten, sich doch einmal auf diesen Ball zu setzen – und es gab keinen einzigen, der nicht begeistert war. Auch zu Seminaren nehme ich den großen Physioball mit, und jedesmal sind die Hebammen und werdenden Mütter angetan über die unglaubliche Erleichterung, die er für die Geburtsarbeit bringt. Aber davon später.

Damals war es auch noch eine Seltenheit, daß die Partner bei der Entbindung ihrer Frauen im Kreißsaal mit dabei waren, geschweige denn Hilfestellung leisteten. Heute wollen die Hebammen auf die wertvolle Mitarbeit nicht mehr verzichten. Die Zeit des nur »Händchenhaltens« ist endgültig vorbei. Die Männer leisten tatkräftige Hilfe! In meinen Kursen und Seminaren bezog ich von Anfang an die Männer in die Übungen mit ein, zeigte ihnen, wie sie ihre Frau bei der Atmung unterstützen konnten, lehrte sie spezielle Massagegriffe, erklärte ihnen Hilfestellungen für die Preßwehen. Allein schon das Ansagen der »Halbzeit« einer Wehe nach 30 Sekunden ist so unglaublich hilfreich, weil dadurch die Wehenzeit für die Gebärende viel kürzer erscheint. Speziell ausgewählte YOGA-Übungen helfen der Schwangeren, ihren Körper für die ungeheure Arbeit der Geburt geschmeidig zu machen, die lästigen Kreuz- und Rücken-

schmerzen loszuwerden und sich mit dem eigenen Körper und seinen Reaktionen vertraut zu werden.

All dies wollen wir im folgenden gemeinsam tun; vielleicht können Sie auch Ihren Partner für die Entbindung zu zweit begeistern und ihn teilnehmen lassen an diesem großen Ereignis.

Ganz gleich, ob zu zweit oder allein, das Baby wird geboren, und das bedeutet Schwerarbeit; wobei zu bemerken ist, daß sich nicht nur jede Geburt anders abspielt, sondern auch jede Frau anders ist in ihrer körperlichen und seelischen Verfassung und im Grad der Schmerzempfindlichkeit.

Lassen Sie mich Ihnen helfen, die Geburt zu einem großen und wunderschönen Ereignis werden zu lassen. Der Versuch lohnt sich!

Die Lotusblüte

Schneidersitz, Hände vor der Brust gefaltet; tief atmen.

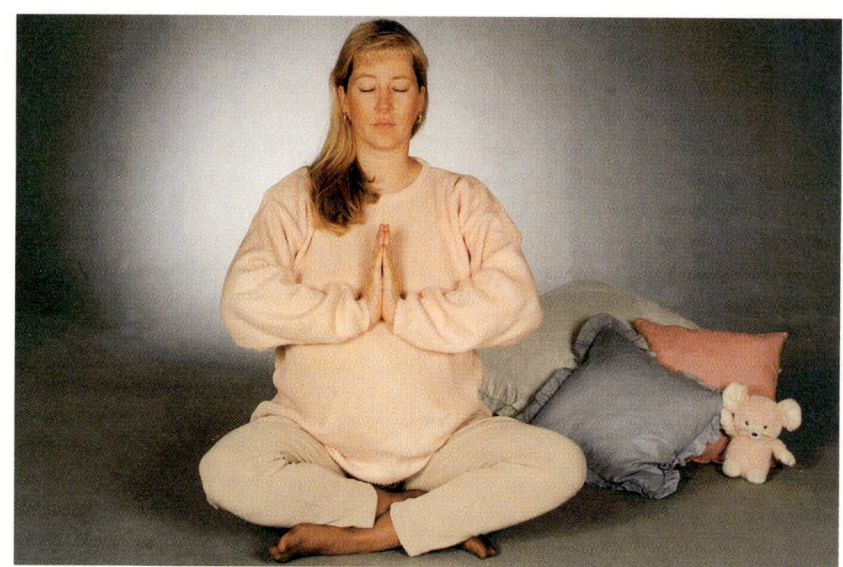

Die Lotosblüte ist eine wunderbare und von mir sehr geschätzte Übung, weil sie nicht nur den ganzen Körper harmonisiert, sondern auch den gesamten Umkreis des Übenden. Sie werden erstaunt sein, wie schnell eine nervöse Stimmung sich durch die Übung in eine harmonische Atmosphäre verwandelt.

Die Übung regt zum Beispiel die Verdauung an und stärkt die Bauchmuskulatur sowie auch die Brust- und Armmuskulatur; sie ist wirksam gegen Rheuma und intensiviert die Atmung. Zudem wird das Herz von Druck befreit.

Setzen Sie sich in den Schneidersitz und falten Sie die Hände vor der Brust. Atmen Sie eine Weile gezielt ins Hara, also in den Unterbauch. Danach konzentrieren Sie sich auf Ihr Herzzentrum und atmen langsam und gleichmäßig in gleicher Länge ein und aus. Energie fließt in Ihr Herz ein und als Liebe wieder heraus.

Wenn Sie eine Weile so geatmet haben, schieben Sie die Hände, im Einatmen beginnend, unter Druck langsam nach oben über den Kopf, wo sie den Druck dann lösen. Nun konzentrieren Sie sich ganz auf Ihr Inneres, am besten mit geschlossenen Augen, und fühlen sich ein in diese wunderschöne, harmonische Form der Lotosblüte. Atmen Sie langsam und ruhig weiter und stellen Sie sich vor, Sie sind diese Blütenknospe, angefüllt mit ganz viel Liebe, Licht, Ruhe und Harmonie. Und all das strahlen Sie nun nach allen Seiten aus, wie ein Ofen, der seine Wärme überallhin abgibt. Dieses Gefühl der vollkommenen Harmonie, das Sie ausströmen, umgibt Sie, breitet sich im Zimmer aus, im ganzen Haus, in der ganzen Stadt, immer weiter und weiter, es strömt über die ganze Welt. Sie sind mit sich, der Welt und dem gesamten Kosmos in Einklang. Dabei haben Sie immer weiter langsam und ruhig geatmet.

Stellen Sie sich nun vor, wie von oben ein strahlendes Licht die Blütenknospe zur Blüte öffnet, und mit einer Ausatmung beginnend führen Sie Ihre Arme seitlich zur Waagerechten herunter und öffnen Ihr Herzzentrum immer mehr. In dieser Stellung können Sie ganz viel Lichtenergie aufnehmen, indem Sie mit der ruhig fließenden, tiefen Ein- und Ausatmung fortfahren. Dann drehen Sie die Handflächen nach unten, spreizen die Finger und dehnen die Arme nach außen. Diese

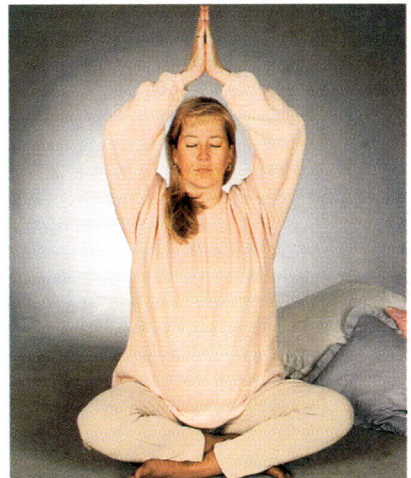

Hände unter Druck nach oben schieben, Druck lösen.

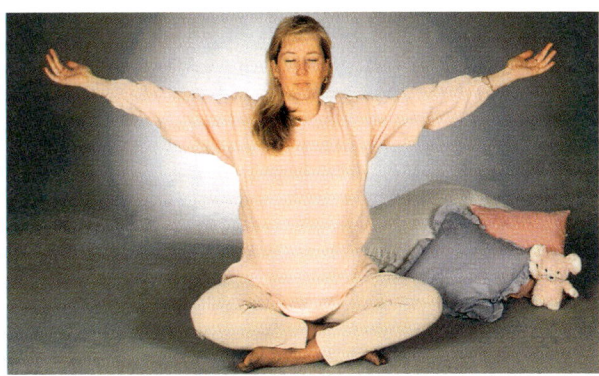

Dehnung beibehaltend, senken Sie langsam die Arme und führen sie wieder vor die Brust, wo Sie die Handflächen aneinanderlegen. Die Übung noch 2 mal wiederholen, indem Sie, nun wieder mit der Ausatmung beginnend, die Hände aneinanderdrücken und mit Druck langsam nach oben schieben bis über den Kopf.

Im Ausatmen die Arme nach unten führen.

Das Baby hört und fühlt mit

Babys mögen Mozart.

Die Geburt Ihres Kindes naht, und so ist es an der Zeit, sich ein paar Gedanken zu machen über den neuen »Lebenspartner«, der bald in Ihr Leben eintreten wird. Schon jetzt, im Mutterleib, nimmt Ihr Baby regen Anteil an Ihrem gesamten Stimmungsbarometer. Freude und Angst teilen sich ihm in Form von Gefühl und Farbe mit. Sogar Musik nimmt das Ungeborene schon deutlich wahr. Neuesten Tests zufolge hören Babys besonders gern Musik von Mozart, deren Heilwirkung inzwischen allgemein bekannt ist und die auch zu Therapiezwecken eingesetzt wird.

Das Baby hört also mit und das schon sehr früh. Der französische Arzt A. Tomatis schreibt in seinem neuen Buch »Der Klang des Seins«, daß das Hörorgan, die Cochlea, bereits viereinhalb Monate nach der Befruchtung fertig ausgebildet ist, und zwar in ihrer endgültigen Größe. Alle anderen Entwicklungsprozesse erfordern noch viel Zeit.

Weil das Baby so schnell wie möglich hören will, entwickelt es eine große Sensibilität der Hörwahrnehmung und nimmt schon bald nicht nur die Geräusche im Innern seiner Mutter wahr, sondern auch deren Worte und Gespräche, ja sogar die Geräusche der Außenwelt. Interessant ist, daß der Embryo vorerst nur eine Sensibilität zur Wahrnehmung der hohen Frequenzen entwickelt. Tomatis sieht den Grund darin, daß das Rauschen der Zellen in hohen Frequenzen erfolgt (»Klang des Lebens«) und der Embryo dies hören möchte. Die Sensibilität für tiefere Frequenzen – z.B. männliche Stimmen – entwickelt er vorerst noch nicht. Er wird diese Stimmen zuerst gar nicht, später nur sehr leise wahrnehmen. Kurz vor der Geburt vernimmt das Baby aber auch »männliche«, also tiefe Stimmen stärker. Durch verschiedene Tests hat Tomatis nachgewiesen, daß bereits der Fötus aufmerksam zuhört.

Was ich damit sagen will, ist, daß die angehenden Mütter vorsichtig sein sollten mit dem, was sie sprechen! Machen Sie sich klar, daß Sie mit jedem einzelnen Wort, das aus Ihrem Mund kommt, auch zu Ihrem heranwachsenden Kind sprechen. Wenn Sie das wissen, werden Sie anfangen, das Baby selbst anzureden. Sie können mit Ihrem Baby mit einer ruhigen und sanften Stimme sprechen. Alles was Sie sagen, wird im Gehirn des Kindes wie in einem Computer gespeichert. Teilen Sie ihm einfach mit, wie lieb Sie es haben, wie sehr Sie sich auf seine Geburt freuen! Lassen Sie es schöne Musik hören. Die beste Musik ist gerade gut genug für Ihr Baby, und reduzieren Sie den Konsum von schwachsinnigen Fernseh- und lauten Radiosendungen!

Gerade weil unsere Hörwahrnehmung um so vieles stärker ist als alles andere, müssen wir ab und zu eine Möglichkeit finden, alles Laute um uns abzuschalten, um nach innen hören zu können. Dabei helfen uns Atemtechniken und Yoga sowie Meditation. Erst in der Stille können wir unsere eigene innere Stimme und den »Klang des Seins« wahrnehmen.

Der Mensch speichert also alles, was er hört, in seinen Gehirncomputer ein, und zwar schon als Embryo, aufgrund seiner gesteigerten Sensibilität der Hörwahrnehmung. Es werden – bildlich gesehen – verschiedene »Bänder« angelegt für die unterschiedlichen Gebiete, wie zum Beispiel Musik, angenehme Gefühle, unangenehme Dinge, Mathematik usw. Und im Laufe eines Lebens wird die Anzahl der angelegten Bänder immer größer.

Keiner unserer Sinne ist mit dem Gehirn durch mehr Nervenbahnen verbunden als das Ohr, mit dreimal mehr als zum Beispiel das Auge. Wie sieht ein Mensch aus, der intensiv und gespannt zuhört? Er wird in auffällig aufrechter Haltung sitzen, denn Hören richtet den Menschen auf. Das Ohr ist eine Energiequelle, hat A. Tomatis festgestellt. Und Hören nährt das Denken. Wie J.E.Berendt in seinem Buch »Das dritte Ohr« (Rowohlt TBV) ausführlich beschreibt, entwickelt Hören auch die mathematische Fähigkeit des Menschen. Die Bezeichnungen für Zahlen und Klang gehen in vielen Sprachen sogar auf die gleiche Wurzel zurück.

Den »Klang des Seins« wahrnehmen.

Eine besondere Stellung nehmen die Bänder mit schmerzlichen Erinnerungen ein. Sie sind oft sehr schwer, wenn nicht sogar überhaupt nicht zugänglich. Aber der Körper reagiert, sobald etwas eintritt, was in irgendeiner Beziehung zu dem damaligen schmerzlichen Erlebnis steht.

Nehmen wir einmal an, Sie möchten sich jetzt in Ihrer Schwangerschaft vom oberen Regal im Küchenschrank ein Glas Kirschen herunterholen. Sie steigen dazu

Viele Leiden sind auf vorgeburtliche Erlebnisse zurückzuführen.

auf einen Stuhl. Der Stuhl kippt um, und Sie stürzen zu Boden, Sie tun sich weh – und was noch schlimmer ist – das Baby tut sich weh. Nehmen wir weiterhin an, daß gerade in diesem Moment die Trommler einer Festparade auf der Straße vorbeizieihen, daß der Wasserhahn tropft oder die Türklingel geht. Vielleicht sind auch noch ein paar Handwerker im Haus, die kräftig hämmern. Das Baby wird nun auf einem bestimmten Band all diese Dinge einspeichern, und zwar in Verbindung mit dem Gefühl heftigen Schmerzes. Nehmen wir an, es hat sich stark am Kopf weh getan. Im Laufe der Jahre rutscht nun diese »Aufzeichnung« immer tiefer ins Unterbewußtsein.

Wie es der Zufall will, geschieht ihm vielleicht als Kleinkind etwas Ähnliches, es fällt in der Küche vom Stuhl. Wieder tropft der Wasserhahn, irgendwo klopft es und während es noch Schmerzen hat, klingelt es auch noch an der Tür. So wird aus der damaligen Aufzeichnung ein tiefer Abdruck, und das Kind wird später immer dann, wenn irgendwo gehämmert wird, beim Hören von Trommeln, wenn ein Wasserhahn tropft oder eine Klingel einen ähnlichen Klang hat wie die damalige, sich sehr unwohl fühlen.

Das kann sich bis zur Unerträglichkeit steigern, und der Betreffende wird Reaktionen zeigen, die von seinen Mitmenschen kaum zu verstehen sind. Sehr wahrscheinlich werden sich auch starke Kopfschmerzen einstellen. Erst bestimmte Techniken, zu denen auch die Atemtechnik der Rebirthing-Atmung gehört, werden ihn dann von seinen Beschwerden befreien.

Viele Leiden, wie z. B. unerklärlicher Kopfschmerz (wie in meinem eben aufgeführten Fall dieses Unfalls in der Schwangerschaft), sind auf solche vorgeburtlichen Erlebnisse zurückzuführen.

Dies gilt besonders für den Verlauf einer Geburt und ein zu schnelles Abnabeln. Ich möchte Sie, liebe werdende Mutter, deswegen auf diese Dinge aufmerksam machen, um Sie etwas vorsichtiger werden zu lasse: zum einen in dem, was Sie sagen, zum anderen in dem, was Sie tun und möglicherweise auch Ihrem Kind »antun«. Das kann die für Sie ganz harmlose Tätigkeit des Schuhanziehens sein. Wenn Sie sich mit gestreckten Beinen einfach hinunterbeugen, und das tun sehr viele, so können Sie ihrem Baby sehr weh tun, ja es unter Umständen fast zu einer Ohnmacht bringen. Und dann tritt das ein, wovon ich eben gesprochen habe. Die Situation wird als negatives Erlebnis gespeichert. Gehen Sie lieber mit gespreizten Knien in die Hocke, das ist auch für Ihre Wirbelsäule viel angenehmer. Solche Beispiele gibt es viele. Seien Sie einfach ein wenig aufmerksamer in allen Dingen, die Sie tun!

Ähnliches gilt für Depressionen der Mutter, für Traurigkeit und Wutausbrüche. Bei letzteren steigt der Blutdruck der Mutter an, was vom Baby als sehr unangenehm empfunden wird.

Ansonsten fehlt bei diesen Zuständen der körperliche Schmerz beim Baby. Aber es wird diese negativen Schwingungen im Mutterleib voll wahrnehmen und mit Angst reagieren. Auch hat man festgestellt, daß solche Schwingungen der Mutter vom Kind als graue Farben wahrgenommen werden. Deshalb ist eine ausgeglichene Stimmung in einer harmonischen Umgebung – auch ein liebevoller Partner in dieser Zeit – so ungeheuer wichtig. Kinder von glücklichen und ausgeglichenen Müttern werden in der Regel gut entwickelte, ruhige, zufriedene Babys sein, wogegen Kinder von depressiven Müttern aus einer belastenden Umgebung auffallend klein, unruhig und ängstlich wirken. Nicht immer kann man die Umgebung ändern, aber man kann sich selbst ändern, indem man lernt, sich in eine andere Schwingung zu versetzen, die einen aus seiner Traurigkeit herausholt.

Sie können sich mit Übungen gegen negative Energien von außen abschirmen, indem Sie vor allem lernen, sich mit Lichtenergie zu umgeben und auszufül-

len und dann in sich selbst eine friedvolle, harmonische, ausgeglichene und lichterfüllte Atmosphäre zu schaffen. Auf diese Weise werden Sie dann auch liebevoll mit ihrem Baby in Kontakt treten.

Nun haben Sie diese Zeilen gelesen und machen sich möglicherweise Vorwürfe, weil während Ihrer letzten Schwangerschaft genau das geschehen ist, wovor ich eben gewarnt habe.

Selbstvorwürfe schieben Sie bitte ganz schnell zur Seite, denn sie helfen weder Ihnen selbst, noch dem Kind, das Sie schon geboren haben, und auch nicht dem ungeborenen Wesen, das jetzt gerade in Ihrem Leib heranwächst. Führen Sie eine Veränderung herbei, indem Sie Ihr Verhalten umstellen. Geben Sie Ihrem Kind, auch dem älteren, von nun an die Liebe, die es braucht, aber ganz ohne Schuldgefühle.

Bevor ein Kind sich entschließt, auf die Welt zu kommen, ist das Programm mit all den wichtigen Lernprozessen für sein kommendes Leben im »Rohbau« fertig. Man könnte es fast vergleichen mit dem Entschluß eines jungen Menschen, seine Schulausbildung mit einem guten Examen abzuschließen. Das wäre das Rahmenprogramm. Wie der einzelne nun sein Lernpensum bewältigt, schnell oder langsam, leicht oder mühevoll in all den verschiedenen Fächern, hängt zum Teil von den Fähigkeiten ab, die er oder sie bereits mitbringt, zum Teil vom Ziel, das man sich gesetzt hat, und vor allen Dingen von der freien Entscheidung, die jedem Menschen in bestimmten Grenzen zugebilligt wird.

Unterstützen wir das Kind in seinem »Programm zur Weiterentwicklung«.

So wie ein angehender Mathematiklehrer (natürlich) sein Hauptinteresse auf dieses Lernfach legen wird, hat auch jede Seele besondere Neigungen, die mit ihrer Aufgabe hier auf Erden und während dieses Lebens zu tun haben. Den Eltern aber wird die Aufgabe zuteil, die Fähigkeiten und Neigungen Ihres Kindes aufzuspüren, durch bestimmte Erziehungsmaßnahmen und Verhaltensweisen dem Kind zu helfen, dieses »Programm zur Weiterentwicklung« zu verwirklichen. Wobei man nicht vergessen darf, daß auch das Kind seinerseits den Eltern in ihrer geistig-seelischen Entwicklung hilft.

Ihr Kind ist bei Ihnen, weil es durch Sie die ihm gestellten Aufgaben in diesem Leben lösen kann und andererseits Ihnen durch sein eigenes Verhalten beim Erreichen Ihrer Ziele hilft. Beides ist nicht selten eine harte gegenseitige Herausforderung

mit dem einzigen Ziel, die Seele zu noch größerer Vollkommenheit zu bringen.

Und manchmal sind eben bestimmte chaotische Lebensumstände (oft auch schon während der Schwangerschaft) nicht nur nötig, sondern geradezu Voraussetzung, um seinen Weg zu finden. Manchmal muß der Bogen total überspannt werden, um endlich das schon lange überfällige Zurückschnellen in eine andere Richtung und damit auf den richtigen Weg zu bewirken.

Für mich gibt es keine Zufälle. Denn alles hat seinen Sinn. Sie können die Vergangenheit nicht mehr ändern, auch nicht mit Schuldgefühlen. Sie müssen sich sagen, daß alles was geschehen ist, einen tieferen Sinn hat; und beginnen Sie von nun an, die Dinge mit anderen Augen zu sehen.

Hätten Sie damals schon dieses Wissen haben müssen, so wäre Ihnen mit hundertprozentiger Sicherheit ein entsprechendes Buch in die Hände gefallen. Denn wenn die Zeit reif ist, kann nichts verhindern, daß etwas geschieht, wenn die Zeit aber nicht reif ist, kann nichts es geschehen machen.

Es ist die Seele des Kindes (bzw. jedes einzelnen Menschen) selbst, die all die vielen Reaktionen der beteiligten Personen oft auslöst, ja sogar bestimmte Situationen herbeiführt, um daran zu lernen, sich zu bewähren und daran zu wachsen. Da es meiner Meinung nach »Zufälle« in diesem Sinne nicht gibt, liegt hinter allem eine größere Ordnung und ein tieferer Sinn und Zweck.

So gesehen, war also auch Ihre eigene letzte, aus jetziger Sicht vielleicht unbefriedigende Schwangerschaft ein wichtiger Lernprozeß und eine wichtige Vorbereitung für Ihr Kind auf sein kommendes Leben. Lösen Sie sich von der Vergangenheit und verändern Sie die Zukunft im Hier und Jetzt. Jeder Mensch schafft seine eigene Zukunft selbst in jeder Minute, mit jeder Reaktion, mit jeder einzelnen Entscheidung; und das alles innerhalb eines feststehenden Rahmenprogramms, das nur ein einziges Ziel hat – uns zu immer mehr Vollkommenheit zu führen, uns mit unserem göttlichen Urquell zu verbinden und uns erkennen zu lassen, wer wir wirklich sind.

So werden wir mit jedem Lernprozeß, den wir durchlaufen, reiner und heiler und letztendlich auch »heilig«, denn das Wort heilig kommt von heil sein. Wenn wir ganz heil sind am Ende eines langen Weges, dann haben wir zurückgefunden zu unserer Heilquelle; und das Wasser jeglichen Heilquells ist LIEBE. Je mehr wir uns dieser Quelle nähern, desto stärker kann die Liebe fließen, für uns selbst und für andere.

Mein großes Bemühen ist es, die Menschen in meinen Kursen dabei zu unterstützen, daß sie zu diesem Urquell zurückfinden, und ganz besonders die angehenden Mütter. Denn die Mütter geben dieses Wissen an ihre Kinder weiter, sie sind es, die als erste die Liebe vermitteln in Form von Mutterliebe, die später in anderen Formen ihren Ausdruck findet – in der Liebe zum Mitmenschen, in der Liebe zur Natur, auch in der Liebe zu sich selbst und in der Liebe und dem Verstehen für das eigene Schicksal. Je mehr wir das Leben verstehen und fähig sind, es mit Liebe und Freude zu erfüllen, desto leichter wird es. Wenn sich die werdenden Mütter bewußt werden, daß die Kinder, die sie heute in ihrem Leib tragen, morgen die Träger dieses Gemeinwesens sein werden, so erkennen sie die ungeheure Aufgabe und die Wichtigkeit, schon das Ungeborene im Mutterleib mit einem Übermaß an Liebe zu überschütten, denn nur so schaffen sie die Voraussetzung für eine liebevolle Zukunft.

Heilung kommt von »heil« sein.

Schnelle Hilfe bei Kreuzschmerzen

Diese Übungen helfen ausgesprochen schnell bei Kreuzschmerzen, nicht nur in der Schwangerschaft. Legen Sie sich flach auf den Rücken, ziehen Sie die geöffneten Knie an den Bauch und umfassen Sie diese mit den Händen (siehe

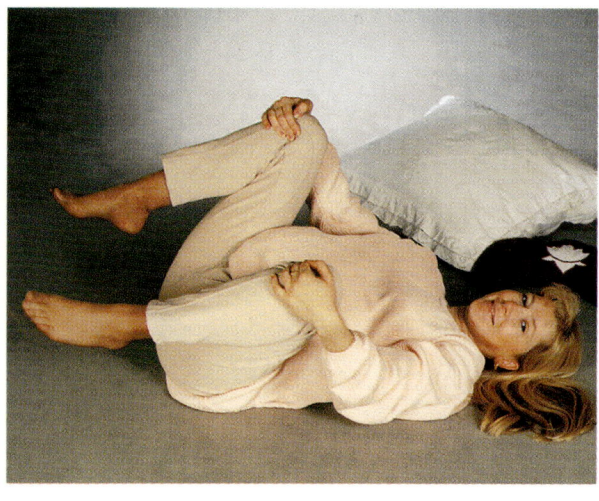

Abb.). Nun lassen Sie Ihre Knie einen großen Kreis beschreiben, wobei Sie sie mit den Händen zuerst zu einer Seite führen, dann nach vorne, zur anderen Seite und wieder über den Bauch zurück (Vorsicht Baby!), und das mehrmals. Später dann über die andere Seite kreisen.

Oder: Sie ziehen die Beine an, die Füße am Boden, die Knie sind weit auseinandergestellt. Belasten Sie nun das Steißbein am Ende der Wirbelsäule, wobei Sie sich eine Uhr mit der Ziffer 6 an dieser Stelle denken sollten. Sie rollen jetzt, das Kreuzbein nach und nach herunterdrückend, bis zum Hohlkreuz hoch, der Ziffer 12 auf Ihrer Uhr. Wieder hinunter zur 6, und hinauf zur 12, immer mit rollendem Druck. Mehrmals.

Danach wechseln Sie zur Ziffer 3 auf der linken Seite – aber ACHTUNG! die Knie bitte aufrecht stehen lassen, nicht kippen! – und quer über den Kreuzbeinbereich nach rechts zur Ziffer 9 mit rollendem Druck. Wieder zur Ziffer 3 und zur Ziffer 9, usw., usf.

Dann versuchen Sie, einen Kreis zu beschreiben. Von der 9 auf die 12, auf die 3, auf die 6, auf die 9, auf die 12, usw. Danach andersherum. Achten Sie dabei immer auf Ihre Knie, die unverändert stehen bleiben sollten!

Spiritueller Hintergrund von Yoga

Inzwischen hat jeder von den altindischen Körperübungen (Asanas) gehört, die den Menschen bis ins hohe Alter hinein gesund und vital erhalten können.

Außerdem ist das Ausüben von Yogastellungen und der Atemübungen (Pranayama) eine gute Möglichkeit, die körpereigenen Abwehrstoffe gegen Krankheiten zu mobilisieren. Wer regelmäßig Yoga betreibt, wird zum Beispiel nicht mehr so anfällig sein für die vielen Erkältungskrankheiten und Grippe.

Des weiteren ist Yoga ein guter Schutz gegen Streß und Überforderung des Körpers. Das sind heute die Hauptgründe, warum Menschen in westlichen Ländern den Weg zum YOGA finden.

Überhaupt ist Yoga nicht, wie oft vermutet wird, Gymnastik oder gar Akrobatik!

Jeder Mensch jeder Altersstufe kann die Übungen machen, weil jeder einzelne sie nur so weit ausführen sollte, wie es seiner augenblicklichen körperlichen Verfassung guttut. Sie üben also immer nur bis zur eigenen Schmerzgrenze (das ist sehr wichtig!) und versuchen dann, dort immer mehr nachzugeben, ruhig und intensiv dort zu atmen und sich in die Übung einzufühlen, bis Sie beginnen, sich wohlzufühlen in der Endstellung, die Sie erreicht haben. Danach lösen Sie die Stellung langsam auf und gehen in die Ruhepause, die genauso wichtig ist, wie die Übung selbst. Erfühlen Sie in sich die Körperteile, die Sie soeben angestrengt haben, und lassen die Atmung in sie nachfließen. Allein durch Ihre Konzentration und die Beobachtung der Atmung an bestimmten Stellen während und auch nach der Übung wird das Blut in genau diese Körperteile geleitet. Und mit dem Blut kommen wichtige Stoffe, unter anderem auch Sauerstoff.

Die Yogaübungen, die Sie in der Schwangerschaft machen können, sind begrenzt. Ich habe in diesem Buch eine Reihe von Übungen zusammengestellt, die während der ganzen Schwangerschaft ausgeführt werden können. Sie sollten allerdings die Reihenfolge der Übungen beachten. Üben Sie mit Ihrem

Yoga ist ein guter Schutz gegen Streß und Überforderung des Körpers.

Um eine optimale Wirkung zu erzielen, sollten Sie, bevor Sie mit den Übungen beginnen, folgende Punkte beachten

1. Bequeme Kleidung
2. Gehen Sie vorher zur Toilette, sonst werden Sie eventuell während der Übungen aufstehen müssen.
3. Essen Sie bitte mindestens 1 Stunde vorher nicht. Es könnte Ihnen nicht nur übel werden, sondern zwei Drittel Ihres Blutes ständen Ihnen wegen der Verdauung nicht zur Verfügung.
4. Baden oder duschen Sie nicht unmittelbar danach! Da eine halbe Stunde nach den Übungen nochmals eine intensive Blutzufuhr zu den angesprochenen Organen stattfindet, würde sich die große Wirkung wieder aufheben, weil das Blut – wie man an der Rötung der Haut nach einem Bad sehen kann – an die Peripherie (Hautoberfläche), also von den Organen weggezogen wird.

Partner, das macht mehr Spaß und tut auch ihm gut.

Wollen Sie nach der Schwangerschaft weiter YOGA betreiben, suchen Sie sich einen erfahrenen Yogalehrer, zu dem Sie Vertrauen haben, und wo es Ihnen auf Anhieb gefällt.

Yoga ist eine sehr mächtige Angelegenheit, worüber sich leider auch viele Yogalehrer nicht im klaren sind. Es ist nicht nur das einfache Üben der verschiedenen Stellungen (Asanas), sondern vielmehr eine intensive Arbeit an den Energiezentren (Chakras), und die Wirkung erstreckt sich auf alle feinstofflichen Körperbereiche. So kann es leicht geschehen, daß einige Energiezentren übermäßig angeregt werden und man andere völlig übersieht.

An dieser Stelle möchte ich auch kurz auf die Chakras eingehen. Wir haben in unserem Körper 7 Haupt-Energiezentren, Chakras genannt. Diese sind nicht nur in Verbindung mit all unseren feinstofflichen Körpern, die sich gegenseitig durchdringen, sondern sie transformieren auch die aufgenommene kosmische Energie zwischen den verschiedenen feinstofflichen Körpern eines Menschen, bis sie vom Schwingungsgrad her unserem physischen Körper zuträglich ist.

Es gibt 5 Körper:

▶ 1. Physischer Körper
▶ 2. Ätherischer Körper
▶ 3. Astral-Körper
▶ 4. Mental-Körper
▶ 5. Spiritueller- oder Kausal-Körper

Jeder Mensch ist umgeben von 3 Auren, wobei die 1. etwa 20 cm um den physischen Körper herum sichtbar ist. Die 2. ist das elektromagnetische Feld, das durch die sogenannte Kirlianfotografie sichtbar gemacht werden kann. Die 3. schließlich ist das Ätherische Doppel, das zum physischen Körper gehört.

Sowohl die 5 Körper als auch die 3 Auren durchdringen sich gegenseitig.

Die Chakras transformieren also die hohe Frequenz der aufgenommenen Lichtenergie so herunter, daß der physische Körper keinen Schaden erleidet.

Gleichzeitig erhöhen sie jedoch die Frequenz der über das unterste Chakra aufgenommenen Erdenergie und machen diese dem Körper zuträglich, indem sie durch die erhöhte Schwingungsfrequenz eines jeden Chakras die Erdenergie vom unteren Muladhara Chakra (Wurzelchakra am Ende der Wirbelsäule) aufsteigen lassen zum nächsthöher gelegenen Swadhistana Chakra (etwas unterhalb des Bauchnabels in Milzhöhe), von dort zum Manipura-Chakra (Sonnengeflecht oberhalb des Bauchnabels), zum Anahata-Chakra (Herzchakra), zum Vishudda-Chakra im Halsbereich, zum Ajna-Chakra (Drittes Auge, Stirn) und schließlich bis nach oben zum Scheitelchakra, dem Sahasrara, dem letzten im Körper liegenden Energiezentrum. Denn das 8. Chakra liegt bereits außerhalb des physischen Körpers, etwa 35 cm über dem Sahasrara im feinstofflichen Bereich und verbindet unser Bewußtsein mit dem kosmischen Bewußtsein.

Die Chakras sorgen außerdem als Sensoren dafür, daß wir Gefühle wie Liebe oder Zorn empfinden.

In der Schwangerschaft werden automatisch das 1. und 2. Chakra stark akti-

Wer sich näher mit Chakras befassen möchte, und das sollten Sie tun, wenn Sie auch nach der Schwangerschaft Yoga üben wollen, dem empfehle ich folgende Literatur: »Die Chakras« von C.W.Leadbeater (Verlag Hermann Bauer); »Der sichtbare und der unsichtbare Mensch«, von Leadbeater (Verlag Hermann Bauer); »Das Überselbst«, von Leadbeater; »Das große Chakra Buch«, von Johari; »Die Lotusblumenkraft Chakras«, von W.Bohm (Otto-Wilhelm-Barth Verlag).

viert, was andere Menschen erst nach vielen Übungen erreichen.

Die Chakras arbeiten harmonisch miteinander, jedenfalls sollten sie das. Tun sie es nicht, ist das der Beginn einer Krankheit, die sich zuerst im feinstofflichen Bereich zeigt und sich später im physischen Körper manifestiert.

Da alle Yoga-Asanas (Übungen) über

Die Schwangerschaft hilft in idealer Weise, die »physische Mitte« zu finden.

den Körper nicht nur die Drüsen, sondern eben auch die Chakras stark beeinflussen, ist es wichtig, auf die gute Zusammenstellung einer Übungsreihe zu achten.

Auch wirkt jede Übung über den Körper auf die Seele. So wird eine Gleichgewichtsübung sich also auch auf das seelische Gleichgewicht auswirken. Jede Übung hat einen tieferen Sinn und eine tiefe Wirkung bis in den seelischen Bereich. Sie bewirkt eine neue Lebenseinstellung, rückt »Fehlhaltungen« (auch

---

Vor jeder Übungsstunde sollten Sie sich erst einmal hinstellen oder in den Schneidersitz setzen, den Körper ausgleichen, die Wirbelsäule aufrichten und dann die rechte Hand in Höhe des Hara vor den Bauch halten, die linke Hand genau gegenüber am Rücken. Schließen Sie die Augen und konzentrieren Sie sich auf den Abschnitt zwischen Ihren Händen. Beobachten Sie die Atmung dort und bekommen Sie ein Gefühl dafür, was es heißt »in der Mitte« zu sein.

---

geistige) zurecht. Und je besser Sie den seelisch-geistigen Hintergrund verstehen, desto bewußter und gewinnbringender werden Sie auch die Asanas ausführen können. Noch etwas ist sehr wichtig – das »In seiner Mitte Sein«.

Die Schwangerschaft hilft Ihnen in idealer Weise, Ihre physische »Mitte« zu

finden, indem sie Ihre Konzentration im Bauchbereich festhält. Wer »in seiner Mitte« ist, wird aus der Mitte die Kraft schöpfen, in Verbindung sein mit unermeßlichen Energiereserven.

Das »Hara«, wie die Japaner sagen, befindet sich etwa 3 Fingerbreit unterhalb des Bauchnabels und 2 Fingerbreit innen.

Mit Hilfe der Bauchatmung kommen Sie relativ schnell in Ihre physische Mitte.

Dann erst legen Sie sich hin. Spannen Sie nun einmal alle Muskeln an, angefangen bei den Füßen über Beine – Beckenboden – Körper – Arme – Fäuste – Gesicht – Kopfhaut; werden Sie sich der Anspannung voll bewußt und lassen dann ganz bewußt los, alle Muskeln entspannen.

Wiederholen Sie das 2 bis 3 mal. Jetzt fühlen Sie sich wieder in Ihre Mitte ein und führen danach jede Übung langsam bewußt und willentlich, in Ihrer Mitte seiend, durch.

Sie geben den Befehl, der Körper führt ihn nur aus. Das ist ungeheuer wichtig! Ein Mensch, der »in seiner Mitte« ist, wird allen Stürmen des Lebens besser gewachsen sein, weil er intuitiv nicht nur mit seinem höheren Selbst, sondern in gewisser Weise auch mit seinem niederen Selbst (dem Unterbewußtsein) und mit einer ungeheuren Energie in Verbindung steht. Auch wenn er gelegentlich einmal aus dem Gleichgewicht gerät, wird er sich schnell wieder ins Gleichgewicht einpendeln.

Ein gutes Beispiel für die intensive Wirkung des Yoga auf die Psyche ist die »Schere« (siehe Abb.), eine Übung aus der Schwangerschaftsgymnastik gegen Ischiasbeschwerden.

Sie ist natürlich nicht nur in der Schwangerschaft hilfreich, sondern jederzeit bei entsprechenden Beschwerden anwendbar.

Der geistig-seelische Hintergrund, die psychische Ursache für Ischiasbeschwerden, ist die Angst vor der Zukunft, vor etwas Neuem, einem neuen Lebensabschnitt, finanziellen Sorgen und vieles mehr. Der längst fällige, große Schritt tut wahrscheinlich weh. Meist läuft das im Unterbewußtsein ab, und unser niederes Selbst gibt diese Botschaft in dieser Form des Schmerzes an den physischen Körper weiter, weil unser bewußtes Selbst sonst darauf gar nicht reagieren würde. Die wenigsten Menschen achten freiwillig auf ihre Ängste und schon gar nicht auf die verborgenen. Führen Sie diese Übung der »Schere« bewußt und in ihrer Mitte seiend aus, vollziehen Sie in vollem Bewußtsein den »großen neuen Schritt« nach links – im seelisch-geistigen Bereich – und nach rechts – im körperlich-materiellen Bereich (= Materie, unser Tun im tägli-

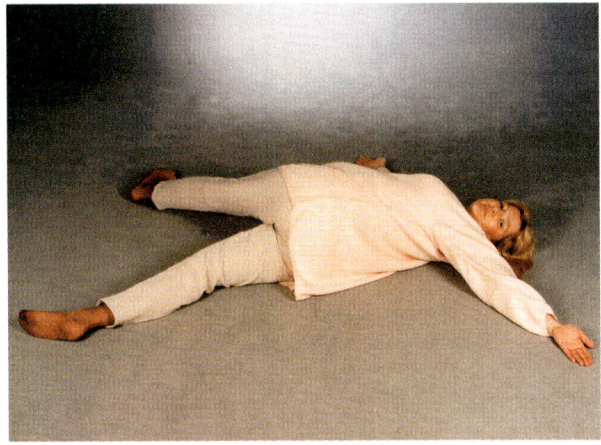

Die Schere

chen Leben) – und nehmen die Zukunft an, egal was kommt, in vollem Vertrauen und in der Überzeugung, daß alles zu Ihrem Besten geschieht – dann werden die Ischiasbeschwerden sehr schnell verschwinden.

Ein Baby ist für die Frau erst recht ein neuer Lebensabschnitt, und bei vielen Schwangeren ist eine gewisse Angst vor dem Ungewissen, auch wenn Sie sich noch so sehr auf Ihr Baby freuen, oft tief im Unterbewußtsein verborgen. Die Seele Ihres Kindes hilft Ihnen, auf diese verborgenen Ängste aufmerksam zu werden und sich ihnen zuzuwenden, indem es sich so lagert, daß es auf Ihren Ischiasnerv drückt.

Oder Sie tragen einen Schuh, der an der entsprechenden Reflexzonenstelle unter der Ferse durch eine Unebenheit einen ständigen Reiz auf den Ischiasnerv ausübt.

Hören Sie auf Ihre Körpersignale, denn sie sind oft die einzige Möglichkeit für Ihr niederes Selbst, auf Mißstände aufmerksam zu machen.

Nichts ist Zufall.

Ein weiteres gutes Beispiel, wie Yoga über die Asanas unsere geistige Einstellung und unser Leben verändern kann, ist die Übungsreihe der »Krokodilsübungen« (siehe S. 42). Wenn Sie diese Übun-

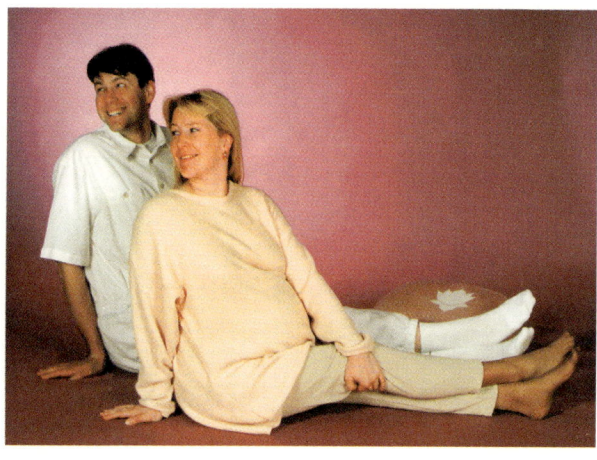

Der Drehsitz

gen bewußt und vor allen Dingen »in Ihrer Mitte seiend« ausführen, so bewirken Sie im geistig-seelischen Bereich eine unglaubliche Flexibilität dem Leben gegenüber. In Ihrer Mitte ruhend, also in natürlicher Harmonie, sind Sie fähig, aus jeder Situation intuitiv das Beste zu machen, je-

der An- und Herausforderung gewachsen zu sein. Sie sind flexibel im geistigen Bereich (linke Körperseite) und im Bereich des Physischen, des gelebten Lebens im Alltag (rechte Körperseite). Und Sie werden staunen, wie schnell Sie auch in Ihrer körperlichen Beweglichkeit Fortschritte machen, wenn die Blockaden durch das Verdrehen der Wirbelkörper erst einmal gelöst sind.

An die »Krokodilsübungen« sollten Sie jedesmal unbedingt eine andere Übung anschließen, die auch separat für sich geübt werden kann, den »Drehsitz« (siehe Abb.). Der Drehsitz ist eine sehr wichtige Übung, nicht nur in der Schwangerschaft. Sie ist von unschätzbarem Wert, denn sie hilft auch, »verdrehte Ansichten« und verkalkte Einstellungen »tüchtig zu revidieren« und »zurechtzurücken«.

Indem die Wirbelkörper verdreht werden, lösen sich Blockaden auf und die »Sicht« wird freier. Eine Rückschau ist nun nicht mehr schmerzhaft und kann aufgearbeitet werden, eine Vorausschau macht keine Angst mehr.

Eine große Flexibilität im Leben, die wir durch die »Krokodilsübungen« bekommen haben, erfordert eine starke Wirbelsäule, ein »starkes Rückgrat«. Der »Drehsitz« verhilft uns zu beidem, sowohl zu größerer geistiger Beweglichkeit als auch zu einem kräftigen Rückgrat. Dies ist wichtig, weil wir uns oft zu sehr nach allen Seiten anpassen, uns selbst gar nicht mehr wahrnehmen und somit zu einem Spielball von Manipulationen werden.

Führen Sie den »Drehsitz« bewußt und in Ihrer Mitte seiend langsam erst zur rechten Seite hin aus.

Fühlen Sie sich ein in die Endstellung und lassen Sie Ihre gesamte Vergangenheit in der Ferne rechts hinten im Licht verschwinden.

Lösen Sie sich von allem Vergangenen und werden Sie sich des »Jetzt« bewußt. Seien Sie bewußt in Ihrer Wirbelsäule, durch die nun von oben her Licht einströmt, die Wirbelsäule stärkt, ausdehnt und von dort in den gesamten Körper fließt. Sie erfahren Stärkung von der kräftigen und aufrechten Wirbelsäule.

Danach führen Sie diese Übung nach links aus.

Wieder fühlen Sie sich ein in die Endstellung. Von links hinten sehen Sie nun Ihre Zukunft aus dem Licht auf sich zukommen, und Sie nehmen diese Zukunft an im vollen Vertrauen darauf, daß es die für Sie beste Zukunft ist, um sich seelisch optimal entfalten zu können, um seelisch zu gesunden.

Wieder werden Sie sich nun des »Jetzt« bewußt und lösen sich auch von der Zukunft.

Die Vergangenheit ist vorbei und die Zukunft hat noch nicht begonnen. Sie sind im Hier und Jetzt, und dies ist der einzige Augenblick, um etwas zu tun, etwas zu verändern.

Die Kraft hierfür fließt in Form von Licht von oben in Sie ein, stärkt Ihre Wirbelsäule, Ihr Rückgrat und setzt Sie in Verbindung und Einklang mit dem göttlichen Willen.

Und während Sie immer noch in Ihrer Mitte sind, stehen Sie nun in harmonischem Einklang mit Ihrem niederen Selbst, Ihrem bewußten Selbst und Ihrem höheren Selbst.

Wer Yoga in dieser Form erst einmal begriffen hat, wird die Übungen mit Begeisterung ausführen – vorausgesetzt, er ist auch bereit, sich zu verändern. Und genau das ist das Ziel des Yoga. Alles ist in stetem Wandel, und wir können uns dem nicht entziehen. Widersetzen wir uns trotzdem, so erfahren wir im Leben selbst einen harten Lehrmeister.

Denn jede Veränderung, jede Transformation im geistig-seelischen und körperlichen Bereich, jede Erweiterung unseres Bewußtseins bringt uns letztendlich weiter auf dem langen Weg zum Heilsein. Wobei der Weg das Ziel ist, denn auf diesem langen Weg erfahren und nähern wir uns ständig immer mehr unserem göttlichen Ursprung.

Jede Veränderung im geistig-seelischen und körperlichen Bereich bringt uns auf den Weg zum »Heilsein«.

Nehmen wir also bewußt jede Schwierigkeit im Alltag wahr und bewältigen sie. Die Kraft dazu können wir in unserem eigenen Innern finden. Und Yoga hilft uns dabei. Schieben wir jedoch das zur Lösung anstehende Problem wieder und wieder zur Seite und verdrängen es,

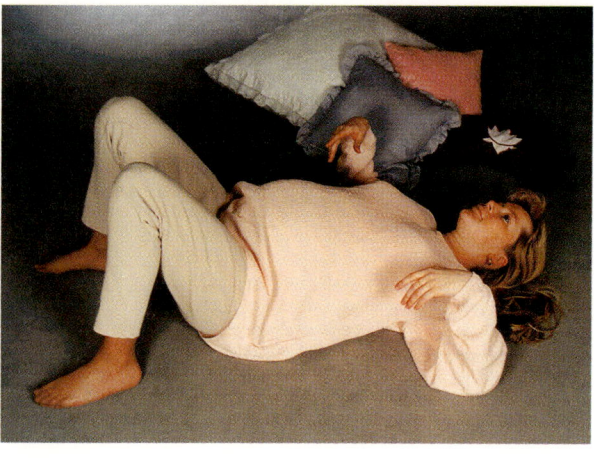

**Die Fisch-
entspannung**

so wird es uns später in anderer Verpackung wieder vorgesetzt werden, dann aber um so heftiger.

Leben Sie jeden Augenblick bewußt und seien Sie hellwach für alles, was um Sie herum geschieht, so werden Sie erkennen und begreifen, daß Ihre Umgebung ein Spiegelbild Ihres eigenen Inneren ist. Alles, was Sie in sich an Ängsten und Problemen nicht lösen, begegnet Ihnen als Schicksal.

Dieses Schicksal annehmen, das Problem erkennen und es als große Chance, als Angebot des Lebens zu betrachten, läßt Sie geistig und seelisch immer mehr reifen und somit auch körperlich gesunden.

Wenn Sie die Krokodilsübungen erst einmal beherrschen (oder nach der Schwangerschaft zügig ausführen), benötigen Sie dafür nicht viel Zeit. Während der Schwangerschaft sollten Sie diese Übungen nur sehr langsam und einfühlsam ausführen, damit Ihr Baby dabei nicht »seekrank« wird. Dies gilt besonders für die Zeit gegen Ende der Schwangerschaft. Bei diesen Übungen kommt es nicht auf Schnelligkeit an, sondern auf die Genauigkeit, mit der jede einzelne Stellung ausgeführt wird.

Jede Beinstellung wird zuerst nach links (1) und dann nach rechts ausgeführt, dann wieder links (2) und rechts – ohne die Beinstellung zu verändern!

Bevor Sie zur nächsten Beinstellung übergehen, üben Sie die »Fischentspannung«, die genauso wichtig ist, wie die Übung selbst und nicht weggelassen werden darf. Die »Fischentspannung« (siehe Seite 42 mit der Beschreibung der Übung und Abb. oben) wird langsam und vorsichtig ausgeführt, um das Baby in Ihrem Bauch keiner Erschütterung auszusetzen.

Übungen für die Beckenbodenmuskulatur

An erster Stelle aller Übungen in der Schwangerschaftsgymnastik steht das Beckenbodentraining. Niemals sollten Sie versäumen, folgende Übungen durchzuführen, sowohl in der Schwangerschaft und später im Wochenbett als auch regelmäßig danach. Sie stärken nicht nur den Beckenboden und machen ihn elastisch, sondern unterstützen auch im Wochenbett die Rückbildung und beugen späteren Senkungserscheinungen vor.

1. Übung

Rückenlage (aber auch im Sitz oder Stand möglich).

Spannen Sie nun Ihr Gesäß an und ziehen den Afterschließmuskel nach innen hoch, dann den Beckenboden anspannen und die Vaginalöffnung nach innen hochziehen. Dort festhalten, währenddessen Sie ruhig weiteratmen und langsam bis 10 oder 20 zählen. Mehrere male wiederholen.

Diese leichte Übung läßt sich überall unbemerkt durchführen, zum Beispiel wenn Sie irgendwo warten müssen (bei Bus, Bäcker, Kasse usw.). Zum einen vergeht so die Wartezeit schneller, zum anderen haben Sie Ihr Beckenbodentraining für diesen Tag dann schon absolviert.

2. Übung

Rückenlage (auch im Sitz und Stand möglich).

Atmen Sie tief ein, und während Sie den Atem anhalten, ziehen Sie in rascher Folge Afterschließmuskel und Vaginalöffnung nach innen hoch: hochziehen – locker lassen, hoch und locker, hoch und locker ... bis höchstens 20 mal.

Da diese Übung sehr intensiv ist und bei empfindlichen Frauen Wehen auslösen könnte, sollten Sie hier des Guten nicht zuviel tun. 2 Runden zu je 20 Kontraktionen täglich sind in der Schwangerschaft völlig ausreichend und ungefährlich. Wenn der Muttermund allerdings schon geöffnet ist und der Arzt zur Schonung rät, sollten Sie auf diese Übung verzichten.

Fürs Wochenbett allerdings ist sie eine der wichtigsten Übungen! Dann begin-

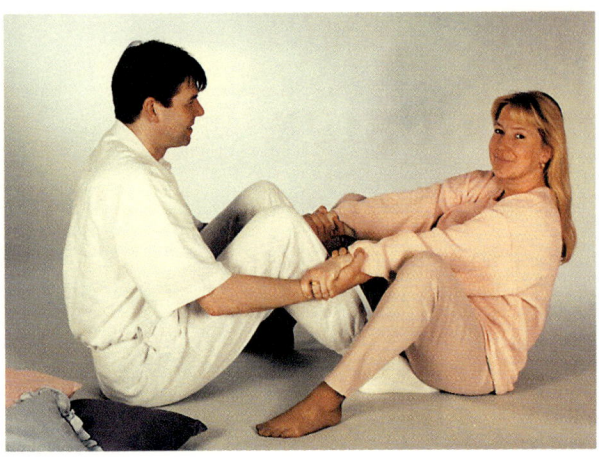

Beckenboden-Übung 3

Wunderbar läßt sich dieses Training auch in der sogenannten Shaktihaltung ausführen. Das ist eine Art Schneidersitz, bei dem die beiden Fußsohlen aneinanderliegen. Achten Sie dabei auf einen geraden Sitz.

3. Übung

Zu dieser Übung brauchen Sie einen Partner.

Sie setzen sich mit angestellten Beinen so gegenüber, daß Sie auf den Füßen Ihres Partners sitzen, wobei Sie sich an den Händen halten (siehe Abb. links). Nun spannen Sie wie bei Übung 1 oder Übung 2 den Beckenboden an und ziehen Afterschließmuskel und Vaginalöffnung nach innen hoch. Der Partner kann auf diese Weise genau prüfen, ob Sie richtig anspannen, denn der Druck auf seine Füße muß merklich nachlassen.

nen Sie schon wenige Stunden nach der Entbindung mit der 1. Übung und steigern so früh wie möglich auf diese 2. Übung.

Achten Sie bei diesen Übungen unbedingt darauf, daß Ihre Gesichtsmuskeln entspannt bleiben, denn sie stehen in enger Verbindung mit dem Beckenboden.

Achtung! Neigen Sie zu Blutungen oder besteht die Gefahr einer Fehlgeburt, sollten Sie vor Beginn einer Schwangerschaftsgymnastik unbedingt Ihren Arzt konsultieren. Die Übung 1 sowie die Atemübungen und Entspannungstechniken können Sie jedoch unbedenklich immer ausführen. Alle in diesem Buch beschriebenen Übungen sind von jeder Frau leicht durchführbar und nicht sehr anstrengend. Trotzdem ist es im Zweifelsfalle immer ratsamer, wenn die Schwangere den Rat eines Arztes oder einer Hebamme einholt.

Wichtige Haltungen für Schwangere

1. Äußerst wichtig ist das häufige Sitzen im Schneidersitz. Sie glauben gar nicht, was man alles im Schneidersitz machen kann. Aber auch wenn Sie keine Arbeit zu verrichten haben, sitzen Sie im Schneidersitz und atmen einfach nur ruhig und tief in den Bauch.

2. Der Schneidersitz läßt sich noch intensivieren, indem Sie beide Fußsohlen aneinanderlegen und diese möglichst nahe an den Körper heranziehen. Auch in dieser Stellung atmen Sie eine Zeit lang intensiv in den Bauch hinein. Ja, vielleicht üben Sie sogar die Wehenatmung (siehe Seite 83) in dieser Stellung. Sie können auch ab und zu die Knie ein wenig auf und ab wippen, um in den Hüftgelenken beweglicher zu werden und den Beckenboden zu dehnen.

Diese beiden Übungen lösen Verspannungen im Hüftbereich und bereiten den Beckenboden auf die bevorstehende Geburt vor. Auf diese Weise wirken sie geburtserleichternd.

3. Eine sehr wirksame Übung zur Dehnung des Beckenbodens und zur Ge-

burtsvorbereitung ist auch das langsame senkrechte Hinuntergehen aus dem Stand in leicht gegrätschter Beinhaltung mit geradem Rücken in die Hocke. Mit einem Partner läßt sich diese Übung leichter ausführen. Achten Sie darauf, daß Ihre Fußsohlen unbedingt voll am Boden bleiben, Sie also nicht auf die Zehenspitzen kommen. Das Gesäß lassen Sie nun ganz nach unten sinken. Manche Frauen kom-

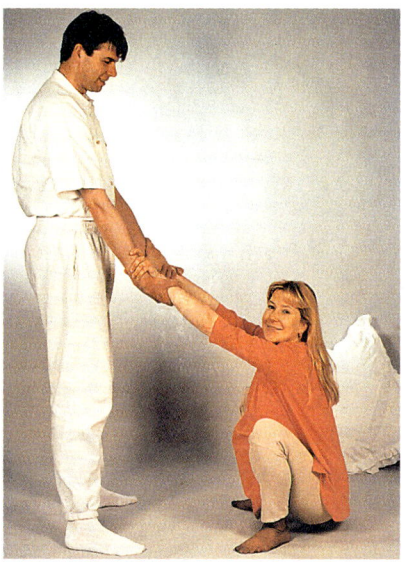

Für all diese Stellungen gilt: Je früher Sie in der Schwangerschaft damit beginnen, desto größer ist die positive Wirkung auf die Geburt.

men mit Leichtigkeit am Boden auf, andere nicht. Hier kann man mit Kissen aushelfen, die im Laufe der Zeit dann nicht mehr nötig sein werden.

Verharren Sie eine Zeitlang in dieser Stellung und drücken Sie sich dann mit Hilfe Ihrer Beine nach oben in den Stand.

Antimeteorismushaltung

Diese Übungen helfen bestens bei Blähungen. Durch das Zusammendrücken der Bauchdecke und Bewegung des Zwerchfells wird die Peristaltik des Darms angeregt. Verstopfung und Verdauungsschwäche werden beseitigt. Die Übungen helfen auch, die Verdauungsdrüsen zu tonisieren und gleichen somit Übersäuerung aus. Sie stärken die Bauchnerven und Bauchmuskeln und aktivieren Leber, Milz und Magen.

Gleichzeitig stärken sie die Rücken- und Armmuskeln und erhalten die Gelenkigkeit der Knie und Hüftgelenke.

Übrigens wirkt auch ein Glas warmes Wasser mit Honig morgens auf nüchternen Magen getrunken wahre Wunder!

1. Sie liegen entspannt in der Rückenlage. Einatmend beugen Sie nun das rechte Bein an und ziehen es hoch an Ihren Bauch. Jetzt in der Schwangerschaft sollten Sie das Knie etwas seitlich an den Bauch heranziehen. Später im Wochenbett dann direkt auf den Bauch. Sie drücken nun sanft (im Wochenbett kräftig) gegen die rechte Bauchhälfte und atmen von innen her gegen Ihren Ober-

schenkel. Zur Intensivierung können Sie bei der Einatmung auch den Kopf dazu anheben und mit der Ausatmung wieder hinunterlegen.

Führen Sie mehrere Atemzüge in dieser Haltung durch, strecken dann ausatmend wieder das rechte Bein aus und fühlen einmal kurz in Ihre rechte Bauchseite hinein. Dann wiederholen Sie diese Übung mit dem linken Bein.

2. Anschließend können Sie, wenn es für Sie nicht zu beschwerlich ist, diese Übung mit beiden Beinen zugleich ausführen, wobei die Knie weit geöffnet sein sollen (im Wochenbett dann geschlossen). Danach ruhen Sie aus und fühlen noch einmal nach in Ihrem Bauchraum.

Beobachten Sie Ihre Atmung. Sie werden eine starke Veränderung Ihrer Bauchatmung feststellen. Beginnen Sie bei der 1. Übung unbedingt immer mit dem rechten Bein und dann folgt das linke, weil das dem Verlauf des Dickdarms (Colon) entspricht, der rechts aufsteigt und links absteigt. Ihnen könnte sonst unter Umständen übel werden.

Eine Massage mit der flachen Hand, im Verlauf des Dickdarms, morgens auf nüchternen Magen ausgeführt, würde die Wirkung dieser Übungen noch verstärken. Aber drücken Sie bitte in der Schwangerschaft nicht zu stark auf ihren Bauch.

Yoga-Übungen für Schwangere

Seitliche Beinhebeübung

Diese Übung regt die Verdauung an und stärkt die Muskeln an Bauch und Hüften. Sie hält die Hüftgelenke beweglich und wirkt anregend auf den Kreislauf.

Legen Sie sich auf die linke Seite und stützen den Kopf mit der linken Hand, während der rechte Arm in Brusthöhe vor dem Körper aufgesetzt wird.

Nun heben Sie einatmend das rechte Bein seitlich hoch (siehe Abb.), soweit es für Sie möglich ist, und senken es ausatmend wieder hinunter. Die Übung mehrere Male langsam wiederholen.

Dann wechseln Sie die Seite. Anschließend in Rückenlage ausruhen, in sich hineinfühlen und nachatmen.

Sie können diese Übung auch variieren. Führen Sie sie zum Beispiel einige Male in beschriebener Weise durch, indem Sie Zehen und Füße strecken. Dann einige Male, indem Sie die Zehen und den Fuß hochziehen und die Ferse in Verlängerung des gestreckten Beins vorschie-

ben. In diesen beiden möglichen Fußhaltungen können Sie auch mit dem ganzen Bein große Kreise beschreiben. Probieren Sie es aus, Sie werden die wohltuende Wirkung dieser Übung spüren.

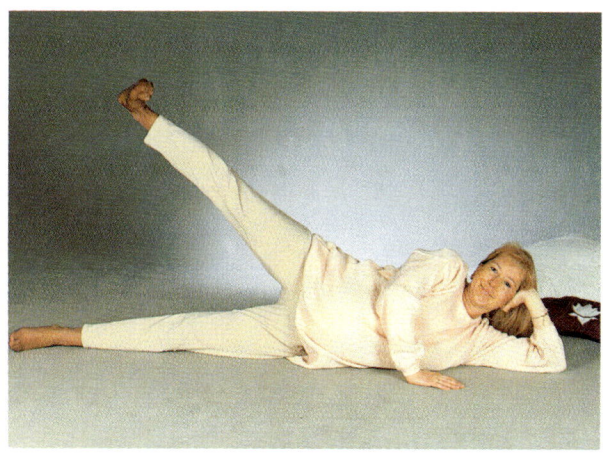

Seitliche Beinhebeübung

Der Grätschsitz

Mit dieser Übung läßt sich der Beckenboden, aber auch die Oberschenkelmuskulatur wunderbar dehnen und entspannen. Spirituell hilft diese Übung, sich zu »erden«, die Erdenergie intensiver zu nutzen und die Lichtenergie in die »Materie« zu bringen.

Sie ist besonders für Schwangere von sehr großem Wert. Sie verleiht ihr durch die Harmonisierung des Chakras (der Energiezentren) Ausgeglichenheit und innere Ruhe.

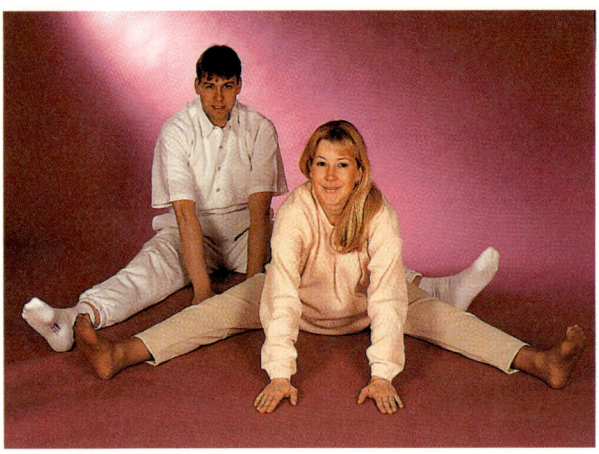

Der Grätschsitz

Setzen Sie sich mit aufrechtem Rücken und gegrätschten Beinen auf den Boden. Die Knie sollten während der ganzen Übung durchgedrückt bleiben.

Legen Sie nun die Hände mit den Handflächen nach oben auf Ihre Oberschenkel oder legen Sie die Handflächen vor Ihrer Brust aneinander mit abgespreizten Ellenbogen. Spüren Sie den Kontakt Ihres Körpers mit dem Boden, und stellen Sie sich vor, wie von Mutter Erde durch die intensive Einatmung in Bauch und Beckenboden Erdenergie in Sie hinein-, durch Sie hindurchfließt und ausatmend zum Kopf wieder hinausströmt. Mit der nächsten Einatmung ziehen Sie nun von oben Lichtenergie durch Ihr Scheitelzentrum ein, lassen diese durch den Körper strömen, wobei Sie entspannen und mit der Ausatmung den Beckenboden, die Oberschenkel und das Steißbein nach unten hin dehnen. So kann die Lichtenergie durch Sie hindurchfließen in die Erde.

Wenn Sie diese Übung einige Minuten ausführen, werden Sie merken, wie Ihr Körper sich mit Erd- und Lichtenergie immer mehr auflädt, und Sie werden sich mit Himmel und Erde verbunden fühlen. Ausgeglichenheit und innerer Frieden breiten sich in Ihnen aus.

Nun drücken Sie ausatmend die Handflächen vor der Brust aneinander und schieben die Arme langsam nach oben über den Kopf. Lassen Sie in die sich öffnende Hände Lichtenergie einfließen und bringen Sie dann ausatmend mit geradem Rücken und gestreckten Armen das Licht herunter auf die Erde, wo Sie Ihre Hände aufsetzen und weit nach vorne schieben. Atmen Sie tief und dehnend in den Beckenboden, den unteren Rückenabschnitt und die Oberschenkel. Mit jeder Ausatmung geben Sie immer mehr nach.

Wenn Sie möchten, können Sie nun die Hände seitlich zu den Fußgelenken führen, diese umfassen und den Oberkörper immer mehr zum Boden herunterziehen, wobei Sie ruhig und tief atmen und das Kinn nach vorne schieben. Gehen Sie sanft mit sich um und beachten Sie Ihre Grenzen. Arbeiten Sie mit Konzentration und Atmung.

Danach richten Sie sich einatmend mit geradem Rücken wieder auf, die Hände streichen dabei sanft an den Beinen über die schmerzenden Stellen entlang, schließen die Beine und legen sich Wirbel für Wirbel abrollend in die Rückenlage, um noch einmal in den Körper hineinzufühlen und nachzuatmen.

Der Halbmond

Der Halbmond ist eine wunderbare Übung für Schwangere. Der Brustkorb wird nicht nur gedehnt, sondern auch das Lungenvolumen wird vergrößert. Durch die Konzentration auf die jeweilige Körperseite und das intensive Einatmen von Lichtenergie kommt es zu einem angenehmen Gefühl der Weite und Größe nicht nur im Brustraum, sondern in der gesamten jeweiligen Körperseite bis hinunter zum Bein. Der Atem wird wesentlich langsamer, ruhiger und tiefer, was eine sehr gute Vorbereitung für die spätere Geburtsarbeit ist. Die Übung dehnt und stärkt außerdem die Rückenmuskeln, ak-

tiviert die Bauchorgane und verhindert Fettansatz an den Hüften; darüber hinaus beseitigt sie Ablagerungen in der Wirbelsäule und wirkt der Arthrose in den Schultergelenken entgegen.

1. Sie liegen in der Rückenlage. Den rechten Arm ziehen Sie nun seitlich am Boden schleifend nach oben. Schieben Sie diesen Arm dann sanft mit der Einatmung nach oben heraus und das rechte Bein mit der Ferse nach unten hinaus, so daß im gesamten rechten Körperbereich eine sanfte Dehnung entsteht. Atmen Sie Lichtenergie ein und lassen Sie diese mit der Ausatmung in die ganze rechte Seite strömen. Nach einigen Atemzügen nehmen Sie ausatmend den rechten Arm langsam am Boden seitlich schleifend wieder herunter. Atmen Sie noch einmal in die rechte Körperseite nach, fühlen Sie hinein und vergleichen dann mit der linken Körperseite. Es wird ein merklicher Unterschied zu spüren sein.

Nun kommen Sie zur eigentlichen Halbmond-Stellung:

2. Sie verlagern beide Beine etwas nach links (siehe Abb. S. 38), achten aber darauf, daß die Waden und die Fersen weiterhin am Boden aufliegen (nicht in Seitlage kommen!), schleifen dann wie in der vorangegangenen Übung den rech-

Arm und Bein der gleichen Körperseite dehnen und in die gedehnte Körperseite Lichtenergie atmen.

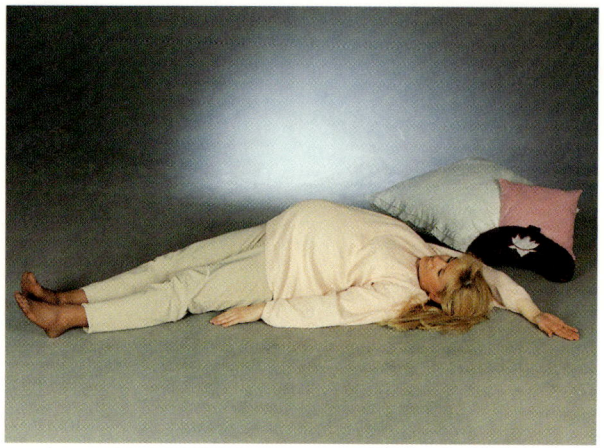

Der Halbmond: Ellenbogen aufstützen, Handflächen ans Gesäß, Körper nach hinten hinunterbeugen, bis Schädeldach flach aufliegt.

ten Arm nach oben, wobei nun Ihr linker Arm am linken Bein herunterzieht und somit der gesamte Oberkörper nach links verlagert wird. Achten Sie darauf, daß Ihre rechte Schulter und der rechte Arm am Boden aufliegen. Einatmend verstärken Sie nun die Dehnung der rechten Körperseite, indem Sie wieder den rechten Arm und das rechte Bein gleichzeitig sanft herausschieben und bewußt Lichtenergie einströmen lassen, die sich ausatmend in die gesamte rechte Seite verströmt, wobei Sie die Dehnung etwas lockern. Falls Sie Schmerzzonen haben, zum Beispiel in der rechten Hüfte, lassen Sie die Lichtenergie ganz gezielt besonders in diesen Bereich fließen, konzentrieren sich auf diese Stelle und lassen sie weit, hell und warm werden. Der Schmerz wird sich langsam merklich auflösen. Abschließend

lassen Sie die Lichtenergie noch einmal durch die gesamte rechte Körperseite strömen – bis hinunter zum Fuß. Mit einer Ausatmung schleifen Sie dann den Arm seitlich wieder herunter und bringen den Körper in die Ausgangsstellung zurück. Konzentrieren Sie sich noch einmal auf die rechte Körperseite. Wenn Sie jetzt beide Körperseiten miteinander vergleichen, werden Sie einen enormen Unterschied feststellen.

Gehen Sie nun daran, in gleicher Weise die Übung mit der anderen Körperseite durchzuführen. Sie beginnen mit der leichteren Vorübung und gehen dann erst zur eigentlichen Halbmond-Stellung über. Abschließend vergleichen Sie wieder die Körperseiten miteinander und auch das jetzige Körpergefühl zu dem vor der Übung. Dann atmen Sie ganz tief durch.

Später, wenn Sie die Yoga-Vollatmung erlernt haben werden, atmen Sie ein paarmal in dieser Weise durch. Das bringt die Körperseiten schnell wieder in Einklang zueinander und vermittelt ein wunderbares Körpergefühl. Sie werden sich viel größer und weiter vorkommen und in gewissem Sinne sind Sie das auch. Ihre Aura, Ihr elektromagnetisches Umfeld, hat sich durch das intensive Einströmen der Lichtenergie stark ausgedehnt, und sie strahlt viel heller als vorher.

Der Fisch
(Matsyasana)

Der Fisch ist eine herrliche Übung, nicht nur für die Wirbelsäule, sondern er entspannt auch das Sonnengeflecht, dieses so wichtige Nervenzentrum oberhalb des Bauchnabels, welches den Energiehaushalt des Körpers in Ordnung hält. Er ist generell eine wunderbare Übung zur Vorbeugung und Heilung von Erkältungskrankheiten, Bronchitis und sogar Asthma, da sie den gesamten Brustraum dehnt und weitet und die Lungenspitzen durchlüftet. Sie regt auch die Verdauungsorgane an und hilft zum Beispiel bei Hämorrhoiden.

Die Übung ist besonders geeignet zur Behandlung von Wirbelsäulenverkrümmungen und Rundrücken, speziell bei Jugendlichen, und entspannt die Nackenmuskulatur.
Sie fördert die Blutzufuhr zum Gehirn und ist somit wirksam gegen Kopfschmerzen, Schlafstörungen und Konzentrationsschwäche. Außerdem stärkt sie sämtliche Muskeln im Rücken- und Bauchbereich und regt auch die Tätigkeit der Schild-, Zirbel- und Hirnanhangsdrüse an.

Sie setzen sich im Langsitz auf den Boden und halten die ausgestreckten Beine geschlossen. Nun setzen Sie Ihren rechten

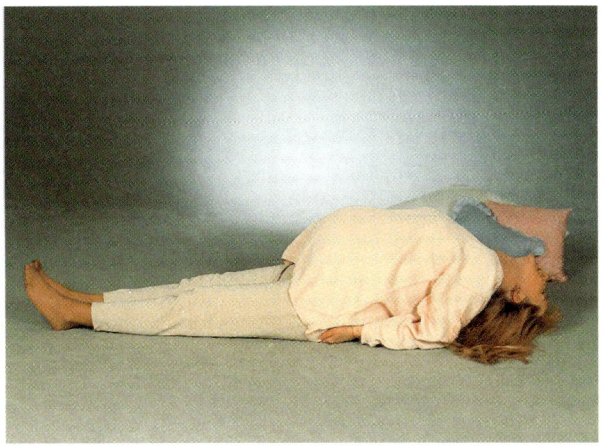

Der Fisch

Ellenbogen rechts neben sich auf den Boden auf und legen die Hand unter das Gesäß mit der Handfläche an Ihrer rechten Gesäßhälfte. In gleicher Weise setzen Sie den linken Arm auf der linken Seite auf. Nun biegen Sie Ihren Körper langsam in einem Bogen weit nach hinten, indem Sie Ihren Kopf nach hinten sinken lassen. Die Brust wölben Sie vor und stützen sich auf die Ellenbogen, indem Sie langsam so weit nach hinten hinuntergehen, bis Ihr Schädeldach den Boden berührt. Ist Ihnen dies noch zu schwierig, so brauchen Sie nur Ihre Ellenbogen seitlich etwas weiter nach außen zu setzen, und dann geht es ganz leicht. Die Übung sieht schwieriger aus als sie ist!

Finden Sie Ihre eigene optimale Stellung. Ihre Beine sind geschlossen, die Füße locker. Sie halten sich vom Kreuz-

Übung zur Entspannung des Sonnengeflechts und der Nackenmuskulatur.

beinbereich her – das ist äußerst wichtig, denn nur so wirkt die Übung einem Hohlkreuz entgegen und zugleich gegen Kreuzschmerzen (besonders während der Regel).

Wer diese Stellung gut beherrscht, kann nun die Hände auf die Oberschenkel legen.

Während der Dauer dieser Übung atmen Sie mehrere Male bei geöffnetem Mund durch die Nase ein und aus und weiten dabei Ihren Brustkorb. Anschließend lösen Sie Kopf und Ellenbogen und lassen den Körper nach unten durchsinken. Lassen Sie nun alle Muskeln locker und fühlen Sie in Ihren Körper hinein. Was hat sich verändert? Wie fühlt er sich an? Wie und wo ist Ihre Atmung?

Fühlen Sie in Ihren Körper hinein: Wie fühlt er sich an? Was hat sich verändert?

Diese Konzentrationsübungen nach jeder Yogastellung sind wichtig, weil Sie so ein tiefes Gefühl für Ihren eigenen Körper entwickeln und lernen, künftig wesentlich früher auf Signale in Ihrem Körper zu reagieren, also bevor es zu einer Krankheit kommt.

Der Froschsitz (Mandukasana)

Diese Übung dehnt besonders die Oberschenkel- und Gesäßmuskeln und kräftigt den Beckenboden. Sie hilft bei Ischiasbeschwerden und bei Arthrose im Hüftgelenk. Die Rückenmuskulatur wird intensiv gedehnt und gestärkt, die Halsmuskeln werden gelockert.

Ein wichtiger Effekt der Froschsitz-Übung ist, daß sie Senkungserscheinungen der Bauch- und Unterleibsorgane vorbeugt und sie heilt, ebenso den Beckenboden dehnt und kräftigt. Sie ist somit eine wichtige Übung in der Schwangerschaft.

Setzen Sie sich mit so weit als möglich gespreizten Knien in den Fersensitz. Die Fußspitzen sollten sich berühren. Ihre Hände liegen links und rechts auf den Oberschenkeln, und zwar mit den Fingerspitzen nach innen, die Ellenbogen sind nach außen gedreht. Ausatmend ziehen Sie nun die Afterschließmuskulatur und die Vaginalöffnung nach innen hoch, so als wollten Sie von unten Wasser in Ihren Körper einsaugen. Dann lösen Sie die Anspannung, konzentrieren sich auf Ihren Bauch und lassen die Einatmung von selbst kommen und den Bauchraum weiten.

Danach beginnen Sie wieder von vorn, usw. usf.

Später, nach der Schwangerschaft, sollte der Bauch dann bei der Ausatmung kräftig eingezogen werden und mit der Einatmung plötzlich vorschnellen. Auch das Tempo der Ein- und Ausatmung sollte dann gesteigert werden: ausatmen – locker lassen – einatmen, aus-locker-ein-aus-locker-ein-aus-locker-ein ... Dieses schnelle Tempo bewirkt eine Art Reinigungsprozeß im Körper. Stickstoff und Krankheitserreger werden ausgeschieden und das Blut mit Sauerstoff angereichert. Diese Übung ist besonders dann zu empfehlen, wenn man den Tag in Kaufhäusern verbracht oder die Nacht in verrauchten Räumen durchgefeiert hat oder mit kranken Menschen zusammen war. Der Übungsraum sollte dann gut gelüftet sein.

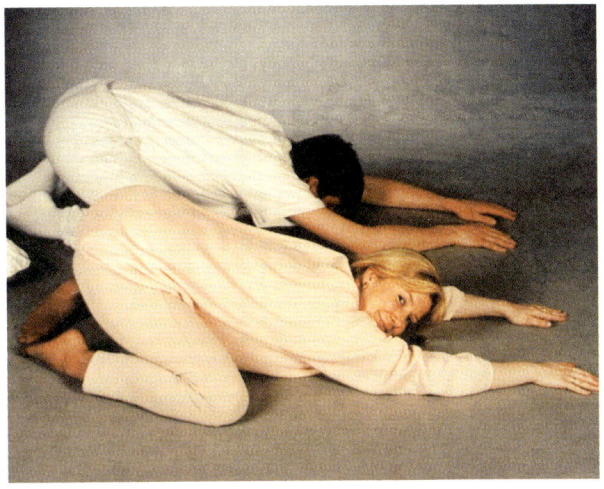

Nachdem Sie nun in oben beschriebener Weise mehrmals geatmet haben, lösen sie Ihre Hände von den Oberschenkeln, legen Ihre Handflächen auf den Boden vor sich und fühlen die Erdenergie in sich einfließen. Dann schieben Sie langsam Ihre Hände nach vorn und gehen mit Ihrem gesamten Körper mit, wobei Sie das Gesäß möglichst nicht oder nur wenig von den Fersen abheben. Achten Sie darauf, daß Ihr Rücken gerade bleibt und der Hals gedehnt wird. Während die Arme intensiv nach vorne ziehen, dehnt das Gesäß intensiv nach hinten, so daß eine starke Dehnung zwischen Fingern und Gesäß entsteht. Finden Sie Ihre eigene Grenze. In der Endstellung können Sie auch den Kopf in der beibehaltenen Dehnung nach links und rechts drehen.

Noch intensiver wird die Übung, wenn Sie in dieser Stellung nun, wie oben beschrieben, bei der Ausatmung Afterschließmuskel und Vaginalöffnung nach innen hochziehen (nach der Entbindung auch den Bauch einziehen!) und bei der Einatmung wieder lösen, nachgeben und noch mehr in die Dehnung gehen und die Arme noch weiter nach vorne schieben.

Zum Schluß in Rückenlage ausruhen (nach der Entbindung natürlich auch in Bauchlage) und in sich hineinfühlen. Nachatmen und die eingeatmete Energie ausatmend in die Körperteile fließen lassen, die schmerzen.

Der Froschsitz: Im Fersensitz mit geradem Rücken die Hände am Boden entlang nach vorne schieben.

Krokodilsübungen für Schwangere

Die Fischentspannung

Regelmäßiges Üben korrigiert sanft geistig-seelische Fehlhaltungen.

Sie liegen in der Rückenlage. Versuchen Sie nun, während Sie einatmen, Ihre Beine mit einem Gefühl der Schwere am Boden entlang an sich heranzuziehen, ohne dabei die Hüfte abzuheben. Ihre Beine sind jetzt angestellt, die Fußsohlen flach auf dem Boden. Die Unterarme sind

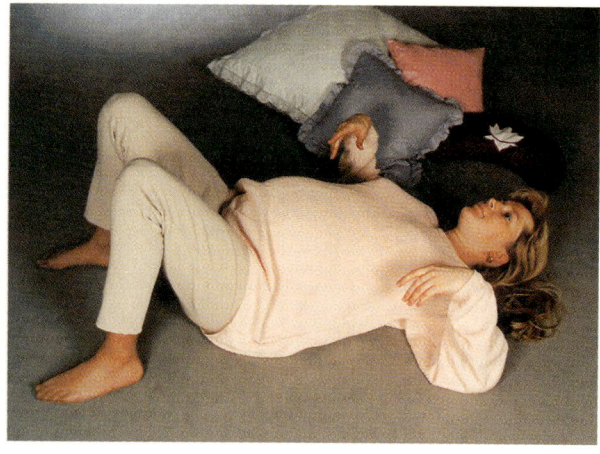

Die Fischent-spannung

im Ellenbogengelenk abgeknickt und aufgestellt, die Hände hängen locker im Gelenk. Während Sie ausatmen, lassen Sie ganz sachte und schlapp Arme und Beine fallen. Die Füße bleiben beim Weggleiten am Boden! Auf keinen Fall abheben, wie ich es oft beobachte.

Nach jeder Übungsrunde der Krokodilsübungen muß die Fischentspannung dreimal durchgeführt werden, bevor eine neue Beinstellung begonnen wird. Wichtig ist – und das gilt für alle Übungen -, daß Sie Ihre eigenen körperlichen Grenzen erfühlen und niemals mit Gewalt arbeiten. Nach Yogaübungen gibt es keinen Muskelkater! Wenn ja, haben Sie zuviel getan. Sie werden merken, wie Sie im Laufe der Zeit immer gelenkiger werden – ohne Anstrengung.

Verschiedene Krokodilsübungen

Die Krokodilsübungen sind Yoga-Einzelübungen, die zu einer in ihrer Wirkung auf die Wirbelsäule aufeinander aufbauenden Übungsfolge zusammengestellt wurden. Sie heißen so, weil der Übende einem sich fortbewegenden Krokodil gleicht. Es gibt mehrere Übungsfolgen von Krokodilsübungen. Für die schwangere Frau genügt jedoch eine Auswahl aus der einfacheren Übungsreihe. Schon nach einmaliger Durchführung werden Sie die großartige Wirkung spüren. Wer morgens mit Rückenschmerzen aufsteht, dem hilft oft schon tägliches Üben an drei aufeinanderfolgenden Tagen, um schmerzfrei zu sein. Ich erlebe in meinen Kursen mit diesen Übungsfolgen wahre Wunder.

Die Krokodilsübungen wirken intensiv auf die Wirbelsäule und helfen ausgezeichnet bei Bandscheibenschäden; auch Fehlhaltungen der Wirbelsäule (besonders bei Kindern und Jugendlichen) werden durch sie korrigiert.

So sind sie auch vorbeugend gegen Haltungsschäden für Schwangere besonders zu empfehlen, und erst recht für die Jahre nach der Geburt, wenn die jungen Mütter ihre Babys, die immer größer und schwerer werden, noch lange Zeit mit sich herumtragen müssen. Die so beliebt gewordenen Tragetücher sind zwar eine wunderbare Sache, weil sie es der Mutter ermöglichen, ihr Baby ständig bei sich zu haben, was der Psyche von Kind und Mutter sehr gut tut und durch die übertragene Körperwärme der Mutter auf den Bauchbereich des Babys sogar Verdauungsbeschwerden des Babys entgegenwirkt, aber für die Wirbelsäule der Mutter ist die ständige Belastung durch das immer schwerer werdende Kind schlichtweg eine Katastrophe. Daher empfehle ich den Schwangeren dringend, die Krokodilsübungen auch nach der Geburt noch längere Zeit beizubehalten.

Die Krokodilsübungen sind eine Art »Eigenchiropraktik«, die Ablagerungen in der Wirbelsäule verhindert oder beseitigt und die gesamte Wirbelsäule beweglicher macht. Bei vorsichtigem, langsamem

Dr. Alois Raab hat in seinem Buch »Yoga gegen Haltungsschäden und Rückenschmerzen« (Falken Verlag) die alten YOGA-Asanas der Krokodilsübungen bestens in mehreren Übungsreihen zusammengestellt. Sie enthalten wesentlich mehr Übungen, als ich sie hier für die Schwangerschaft empfehle.

Üben rutschen auch verschobene Wirbelkörper und Bandscheiben wieder in die richtige Lage.

Sie sind die besten Übungen gegen Hexenschuß, Ischiasbeschwerden, die ich kenne. Regelmäßig ausgeführt, werden Sie auf Dauer davon befreit.

Ich hatte einige Leute in meinen Yogakursen, die kurz vor einer Operation standen und dank der Krokodilsübungen nun völlig beschwerdefrei sind – und zwar ohne Operation. Allerdings müssen diese Übungen ab einem bestimmten Alter dann regelmäßig, möglichst täglich, ausgeführt werden. In diesem Fall empfehle ich auch sehr das oben erwähnte Übungsbuch von Dr. Raab.

Die Wirbelsäule und der gesamte Rücken werden stark durchblutet, ebenso die Nerven, die aus der Wirbelsäule austreten. Diese Nerven innervieren Organe

Krokodilsübungen sind eine Art »Eigenchiropraktik«, die die gesamte Wirbelsäule beweglicher macht.

und regen sie somit zur Tätigkeit an. Gleichzeitig werden die Bauchorgane durch die Massagewirkung der Drehbewegung zusätzlich aktiviert, was sich besonders günstig auf die Verdauung auswirkt.

Das Herz wird entlastet und Stauungen in den Hüften und im Lendenwirbelsäulenbereich werden abgebaut.

Linkes Bein über rechtes Bein schlagen, Arme ausbreiten, Beine nach links und den Kopf entgegengesetzt nach rechts drehen.

Die Krokodilsübungen wirken beruhigend auf das vegetative Nervensystem und anregend auf den gesamten Stoffwechsel, wodurch Stoffwechselkrankheiten wie Rheuma und Gicht günstig beeinflußt werden; und bei gleichzeitiger Umstellung auf fleischlose Kost mit viel Obst und Gemüse kann mit Hilfe dieser Übungen ein unglaublicher Erfolg erzielt werden.

Sogar bei Hautleiden, etwa bei Schuppenflechte, ist Besserung festzustellen. Auch hier empfiehlt es sich, den Fleisch- und vor allem den Zuckerkonsum drastisch zu verringern, beziehungsweise für eine Weile ganz auf Süßes zu verzichten.

Im allgemeinen sorgt diese Übungsreihe für einen schönen Teint, für besseren Schlaf und mehr Wohlbefinden. Auch die Wetterfühligkeit läßt nach.

Da die Krokodilsübungen die Brustmuskulatur formen und festigen, sorgen sie für einen schönen und festen weiblichen Busen, der durch tägliches Üben über einen Zeitraum von 1-2 Jahren sogar um einiges vergrößert werden kann.

Erinnern Sie sich daran, was ich bereits über die große spirituelle Wirkung dieser Übungen auf Geist, Seele und Körper gesagt habe. Sie werden Sie fähig machen, sich den ständig wechselnden Gegebenheiten in Ihrem Leben spontan anzupassen, neue Situationen sofort bewußt zu erfassen und das beste daraus zu machen. Daher empfiehlt es sich, vor den Krokodilsübungen erst die Bauchatmung (siehe Seite 73) gut einzuüben, um die Übungen dann »aus der Mitte heraus« ausführen zu können.

Krokodilsübungen in Rückenlage (Nakrasana)

1. Übung

a) Breiten Sie Ihre Arme in Rückenlage seitlich aus, Handflächen zeigen nach oben. Nun legen Sie Ihr gestrecktes linkes Bein so über das rechte, daß die Fesseln übereinander liegen. Bevor Sie mit der eigentlichen Übung beginnen, atmen Sie jetzt erst eine Weile ruhig und tief in den Bauch ein und aus. Dann drücken Sie mit einer Ausatmung das Hohlkreuz durch auf die Unterlage und lassen bei der Einatmung wieder locker; konzentrieren Sie sich dabei aber auf den Bauch- und Beckenbereich.

b) Nun drehen Sie – quasi aus dem Bauch- und Beckenbereich – mit der nächsten Ausatmung die Beine mit den Füßen nach links und heben die rechte Hüfte etwas ab. Ihre Schultern bleiben am Boden, und der Kopf dreht nach rechts, also entgegengesetzt zu den Füßen.

Bleiben Sie eine Weile in dieser Stellung und atmen Sie tief und ruhig, wobei Sie nun in die gedehnte rechte Seite Licht einatmen und dieses mit der Ausatmung verströmen in der rechten Seite, die Muskeln der Schultern und Arme immer mehr entspannend, nachgebend, an den Boden anschmiegend.

c) Mit der Ausatmung drehen Sie nun beide Beine mit den Füßen – aus dem Bauch- und Beckenbereich heraus – nach rechts und heben die linke Hüfte hoch. Ihr Gesicht schaut nun nach links, entgegengesetzt zu den Füßen. Auch hier lassen Sie einatmend Licht in die gesamte gedehnte linke Körperseite strömen und verströmen dieses ausatmend, wobei Sie immer mehr mit dem Oberkörper nachgeben und die Schultern an den Boden schmiegen.

Bleiben Sie auch in dieser Stellung eine Weile, bevor Sie mit einer Ausatmung wieder in die a-Stellung gehen, d.h. Ihre Beine mit den Füßen wieder nach links und den Oberkörper und Kopf nach rechts drehen.

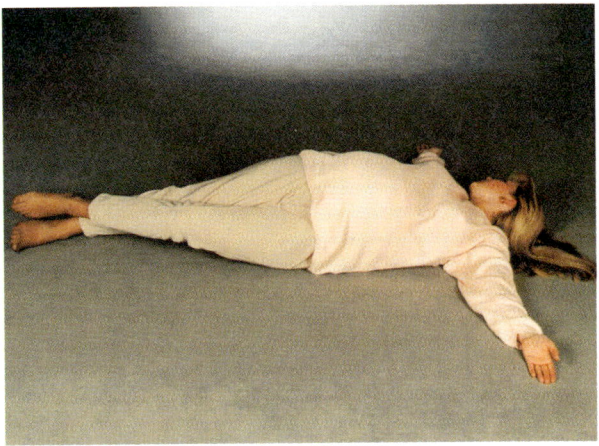

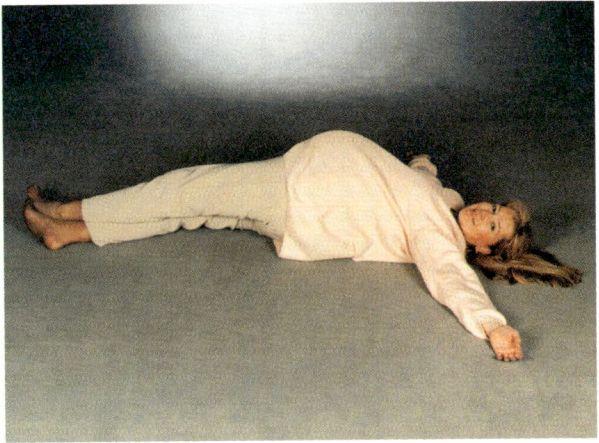

Führen Sie die Übung zu Anfang langsam 3 mal nach jeder Seite hin aus, fühlen Sie sich ein in die Übung und kommen Sie dann wieder in die Mittelstellung zurück, um 3 mal die »Fischentspannung« (siehe S. 42) auszuführen und anschließend in den Bauch nachzuatmen.

Krokodils-Übung 1a (oben), Übung 1c (unten)

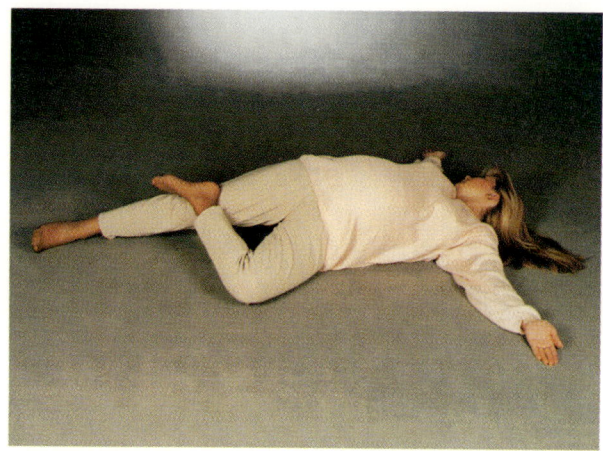

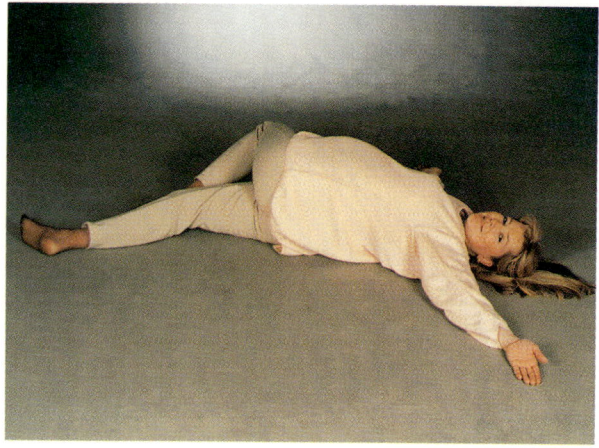

**Übung 3a
(oben),
Übung 3c
(unten)**

Später können Sie diese Übung um je 1 Runde steigern bis zu 7 mal – wie Dr. Raab es in »Yoga gegen Haltungsschäden und Rückenschmerzen« empfiehlt.

Aber bitte halten Sie während der Übungen in der Schwangerschaft nicht den Atem an.

2. Übung

Gleiche Übung wie die 1. Übung, nur liegt diesmal das rechte Bein oben. Wieder beginnen Sie in gleicher Weise, zuerst nach links und dann nach rechts die Übung auszuführen, jeweils 3 mal. Anschließend 3 mal Fischentspannung und Bauchatmung.

3. Übung

a) Die Arme sind seitlich ausgestreckt, die Handflächen zeigen nach oben. Beine gestreckt. Nun ziehen Sie das linke Bein an, legen es mit dem Außenknöchel des Fußgelenkes oberhalb des Knies Ihres ausgestreckten rechten Beines ab und kippen das Knie des nun angewinkelten linken Beines ganz nach links herunter.

Wieder atmen Sie erst ruhig in den Bauch ein und aus, bevor Sie das Hohlkreuz mit einer Ausatmung durchdrücken. Einatmend wieder locker lassen und sich auf den Bauch- und Beckenbereich konzentrieren.

b) Jetzt heben Sie die rechte Hüfte und bringen das linke Knie zum Boden, wobei Sie den Kopf und den Oberkörper nach rechts drehen.

Bleiben Sie wieder für eine Weile in dieser Stellung, während Sie einatmend Licht in die rechte Seite fließen lassen und dies ausatmend verströmen, immer mehr mit den Schultern nachgebend und sich an den Boden schmiegend.

c) Mit einer Ausatmung bringen Sie nun das angebeugte linke Knie herüber auf die rechte Seite soweit es geht zum Boden und drehen gleichzeitig den Oberkörper und den Kopf nach links. Wieder intensiv Licht einatmen, ausatmend in die linke Seite verströmen und mit den Schultern immer mehr nachgeben. Die Stellung genießen.

Sie werden sehen, von Mal zu Mal geht es besser und besser, und Sie werden sich großartig fühlen. Auch diese Übung führen Sie 3 mal zu jeder Seite aus. Anschließend 3 mal Fischentspannung, Bauchatmung.

4. Übung

Gleiche Übung wie die 3. Übung, nur ist diesmal das rechte Bein angebeugt und aufgelegt und das linke gestreckt. 3 mal Fischentspannung, Bauchatmung.

5. Übung

a) Arme seitlich ausgestreckt, die Handflächen zeigen nach oben. Stellen Sie nun beide Füße an, wobei Sie Knie und Füße weit geöffnet auseinanderstellen. Die Fußsohlen liegen flach auf dem Boden auf.

Bauchatmung, ausatmend das Hohlkreuz durchdrücken, einatmend wieder locker lassen und sich intensiv auf den Bauch- und Beckenbereich konzentrieren.

b) Kippen Sie ausatmend nun beide Knie zur linken Seite, so daß beide Knie den Boden berühren und drehen den Kopf zur rechten Seite.

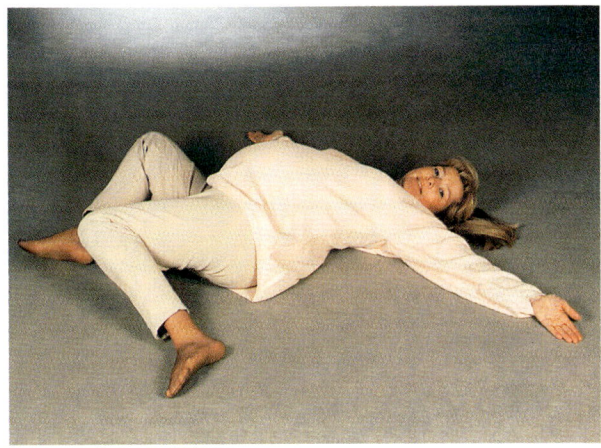

Übung 5c

Wieder bleiben Sie in dieser Stellung, atmen Lichtenergie ein in die gedehnte rechte Seite und geben mit der Ausatmung immer mehr im Schulterbereich nach.

c) Führen Sie die Übung nun zur rechten Seite hin aus – wieder aus dem Bauch- und Beckenbereich die Drehung vornehmen – und drehen Sie den Kopf nach links. In gewohnter Weise mit der Lichtenergie in der linken Körperseite arbeiten. Wieder führen Sie die Übung 3 mal zu jeder Seite hin aus. 3 mal Fischentspannung, Bauchatmung.

Sie werden merken, wie wohl Sie sich nach jeder weiteren dieser Übungen fühlen und um wieviel freier Sie atmen können.

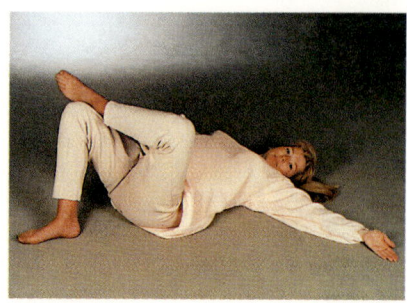

Übung 6a

6. Übung

a) Arme seitlich ausgestreckt, die Handflächen zeigen nach oben. Sie stellen beide Beine an und legen nun das angewinkelte linke Bein mit dem Außenknöchel des Fußes oberhalb des Knies Ihres angestellten rechten Beins auf. Bauchatmung, ausatmend Hohlkreuz durchdrücken, einatmend locker lassen und sich auf den Bauch- und Beckenbereich konzentrieren.

b) Beinstellung beibehalten und mit einer Ausatmung die Knie nach links herunterkippen, den Kopf nach rechts drehen.

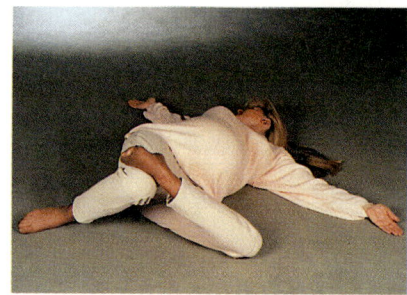

Übung 6b

In dieser Stellung wieder Lichtenergie einatmen in die rechte Seite, ausatmend nachgeben, locker lassen, die Übung genießen.

c) Nun bringen Sie die Knie mit einer Ausatmung herüber zur rechten Seite (soweit wie möglich auch das obere Knie zum Boden) und drehen den Kopf nach links. Einatmend wieder Lichtenergie in die gedehnte linke Seite ziehen, ausatmend verströmen lassen und dabei die

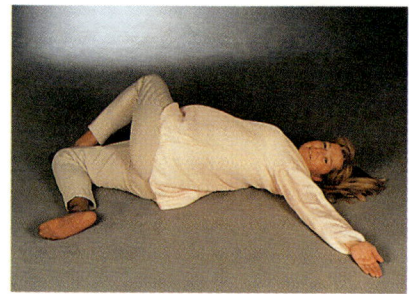

Übung 6c

Schultern immer mehr zum Boden bringen, anschmiegen, nachgeben.

Nachdem Sie die Übung 3 mal zu jeder Seite ausgeführt haben, führen Sie 3 mal Fischentspannung aus und gehen wieder in die Bauchatmung.

Später, wenn Sie die Yoga-Vollatmung (siehe S. 67) beherrschen, können Sie abschließend, bevor Sie zur nächsten Übungsfolge übergehen, noch einmal tief in der Yoga-Vollatmung durchatmen.

Folgende Übungsvariation eignet sich hervorragend zur Behandlung von einem akuten *Hexenschuß*.

Bereich der Brustwirbelsäule!

Legen Sie sich eine Wärmflasche an die schmerzende Stelle und bringen Sie die Beine in die oben angegebene Stellung a). Führen Sie die Übung nun ganz langsam zur rechten Seite hin aus (später mit dem aufgelegten rechten Bein nach links), wobei Sie tief in den schmerzenden Bereich atmen. Atmen Sie bewußt Lichtenergie in die schmerzende Stelle und stellen Sie sich vor, wie diese den Schmerz auflöst. Vorsicht! In der Schwangerschaft dürfen Sie eine Wärmflasche nur im mittleren Rückenbereich und davon aufwärts anwenden oder gegen kalte Füße.

Im Bauch- und Kreuzbereich könnte die Wärmflasche Wehen auslösen! Um allerdings eine Entbindung in Gang zu bringen, kann sie eine große Hilfe sein, wenn sie im Lenden- und Kreuzbeinbereich aufgelegt wird, da sie nicht nur die Wehen in Gang bringt, sondern auch die Schmerzen lindert.

Kontrollieren Sie, ob die Wärmflasche auch gut verschlossen ist. Durch Unachtsamkeit kann es zu unangenehmen Verbrühungen kommen. Aus diesem Grunde sind sie auch in vielen Kliniken verboten.

Verwenden Sie aber keine elektrische Heizdecke! Sie entzieht Ihnen und Ihrem Baby möglicherweise wertvolle Energie.

7. Übung

a) Arme seitlich ausgestreckt, Handflächen zeigen nach oben. Sie stellen beide Beine an mit gespreizten Knien und Füßen und heben sie dann vom Boden ab. In der Schwangerschaft die Knie nicht zu stark an den Bauch ziehen, um keinen Druck auf das Baby auszuüben! Ruhig, in den Bauch konzentriert, atmen.

b) Mit der Ausatmung Knie nach links ablegen, Kopf nach rechts drehen.

c) Mit der Ausatmung die angezogenen Knie über den Bauch herüber ziehen (Vorsicht!) und auf der rechten Seite ablegen, Kopf nach links drehen.

3 mal. Fischentspannung 3 mal, Bauchatmung, und mit Yoga-Vollatmung abschließen.

Diese letzte Übung gehört immer da-

Übungsvariation gegen Hexenschuß.

Knie weit geöffnet an den Bauch ziehen, abwechselnd nach links und rechts kippen; den Kopf entgegengesetzt drehen, dabei die Arme seitlich halten.

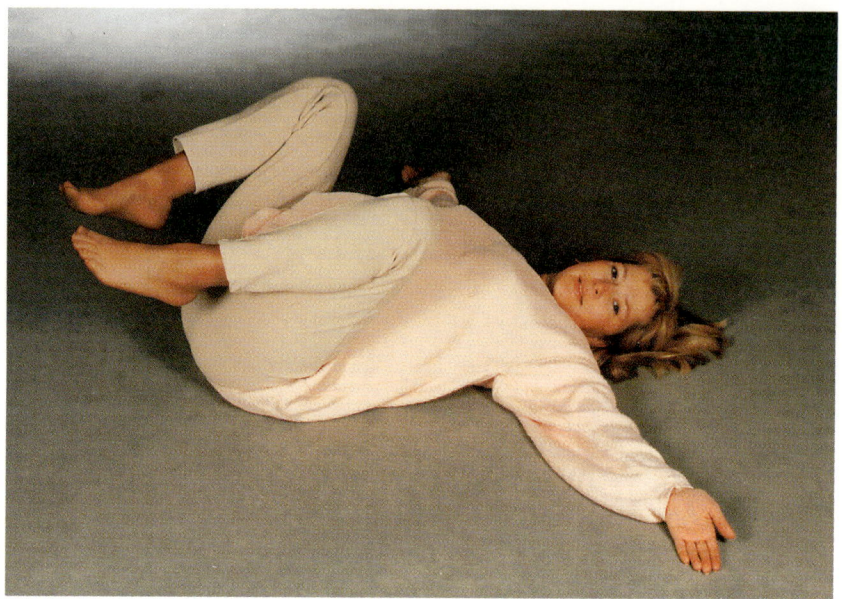

Übung 7

zu, ganz gleich, ob Sie nur zwei Übungen durchführen oder die ganze Reihe der Krokodilsübungen, weil sie eine Zusammenfassung aller Einzelübungen darstellt und als Abschlußübung sehr wohltut, wie Sie selbst merken werden.

Behalten Sie unbedingt auch die Reihenfolge der einzelnen Übungen bei, falls Sie nicht alle üben wollen, weil diese aufeinander aufbauen.

Am besten üben Sie zu Anfang mit geschlossenen Augen, um ein besseres Gespür für Ihren Körper zu bekommen. Sie können sich viel besser einfühlen, wenn Sie nach innen konzentriert sind.

Später, wenn Sie die Übung schon richtig beherrschen und sie vielleicht auch etwas schneller und eventuell bis 7 mal zu jeder Seite durchführen, dann lassen Sie die Augen auf und nehmen bewußt wahr, was sich gerade auf der linken bzw. auf der rechten Seite zeigt. Gehen Sie dazu über, die betreffende Seite in ihrer »Gesamtheit« wahrzunehmen, also soviel wie möglich auf einmal zu sehen.

Das erzieht Sie dazu, auch sonst im Leben sich plötzlich verändernde Situationen mit einem Blick zu erfassen – eine große Hilfe, wie Sie bald merken werden. Natürlich erfordert es einiges Üben, bis man so weit gekommen ist, aber die kleine Mühe lohnt sich.

Die Schere (Jatara-Parivartanasana)

Diese Übung hilft hervorragend gegen Ischiasbeschwerden, von denen gerade die Schwangeren so oft geplagt werden; Hämorrhoidalbeschwerden werden gelindert und Nierenleiden gebessert. Außerdem beseitigt die Schere Fettpolster, die sich am Bauch und im Hüftbereich ansetzen, und regt die Verdauungsorgane an.

Im spirituellen Bereich unterstützt uns die Übung in dem Bemühen, den großen Schritt in einen neuen Lebensabschnitt zu wagen – sowohl auf geistiger wie auch auf der materiellen Ebene.

Rückenlage, die Arme seitlich ausgestreckt. Sie ziehen nun die linke Fußspitze hoch, schieben die Ferse dehnend heraus und heben einatmend das ganze Bein bis zur Senkrechten hoch. Dann führen Sie ausatmend das Bein zur rechten Seite hinüber, bis der Fuß (wenn möglich) die Unterlage berührt. Die Schultern sollten dabei jedoch am Boden liegen bleiben. Den Kopf drehen Sie nun zur entgegengesetzten Seite, nämlich nach links. Das untere rechte Bein ist locker. Mit der Ferse des linken Beins dehnen Sie sanft noch mehr heraus, wobei Sie die Zehen in Kopfrichtung ziehen. In die gedehnte Körperseite Lichtenergie einatmen und verströmen wie bei den Krokodilsübungen. Immer mehr nachgeben in den Schultern und im unteren rechten Bein. Danach das linke Bein von der Hüfte her hochziehen zur Senkrechten und langsam, ausatmend, wieder ablegen in die Ausgangsstellung – die Dehnung der Ferse wird beibehalten. Locker lassen, nachatmen in die linke Körperseite und die Seiten vergleichen.

Anschließend führen Sie die gleiche Übung mit dem rechten Bein aus, drehen den Kopf nach rechts, während das Bein zur linken Seite hinübergeführt wird. Wichtig ist das konzentrierte Einatmen von Lichtenergie und das Verströmen in die gedehnte Seite. Und nun tun Sie bewußt den großen Schritt in Ihrem Leben, der jetzt ansteht!

Hilfreich kann bei Ischiasbeschwerden auch die Farbtherapie sein, nämlich eine Bestrahlung des Rückens (besonders im Kreuzbeinbereich) und beider Hüften mit Blau und Lichtgrün 3 mal täglich 30 Minuten. Dazu können Sie passende Farbfolien vor eine Schreibtisch- oder größere Taschenlampe spannen.

Es gibt bei Ischiasbeschwerden natürlich eine ganze Reihe wirksamer Maßnahmen, die in der Schwangerschaft aller-

In Rückenlage, die Arme ausgebreitet, das linke Bein nach oben und nach rechts zum Boden führen, den Kopf nach links drehen.

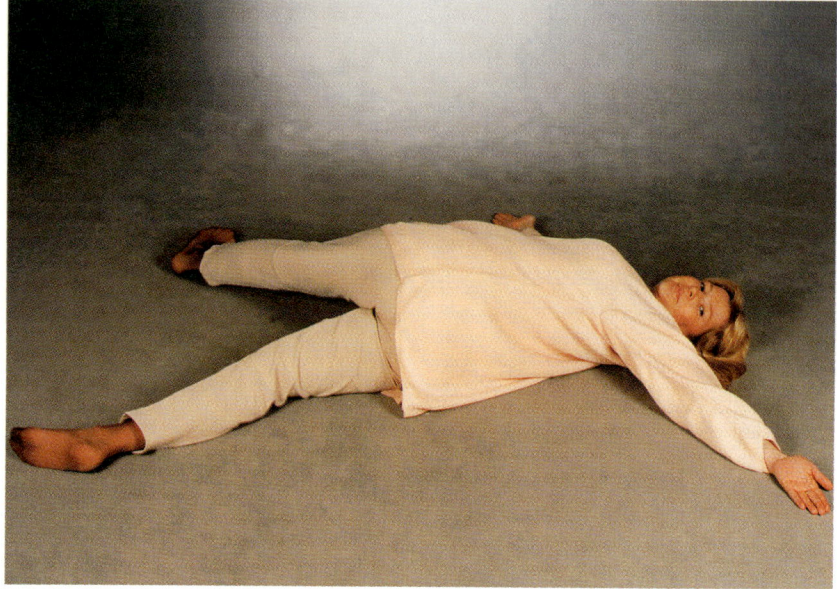

Die Schere

dings nur mit Einschränkungen anzuwenden sind. So müssen Sie zum Beispiel auf eine heiße Wärmflasche im Kreuzbein-

> Für die Kartoffelpackung kochen Sie 1 kg Kartoffeln, stampfen sie dann durch, füllen sie in einen alten Kissenbezug und legen diesen so heiß wie möglich auf die schmerzenden Stellen. Nachdem die Packung abgekühlt ist, wird sie wieder entfernt. Wie gesagt, nicht im Kreuz- und Hüftbereich anwenden!!

und Beckenbereich verzichten, weil dies frühzeitige Wehen auslösen könnte. Aus dem gleichen Grund findet die Kartoffelpackung in diesem Bereich keine Anwendung, sondern konzentriert sich ausschließlich auf die schmerzenden Zonen im Beinbereich.

Ein paar weitere gute Ratschläge

Kauen Sie täglich 3 bis 5 Wacholderbeeren (übrigens auch ein gutes Mittel gegen Rheuma), da diese Stoffwechselschlacken aus dem Körper befördern und die Versorgung von Muskeln und Gewebe verbessern.

Sehr zu empfehlen ist das Schwim-

Auch Holundermus lindert Ischiasbeschwerden. 1 kg Beeren werden
weich gekocht, durchgesiebt und
mit 500 g Zucker noch einmal auf-
gekocht, dann in Gläser gefüllt. So
kann man mehrmals täglich einen
Teelöffel davon essen.

men in warmem Wasser, was nur leider
den Nachteil hat, daß man sich leicht eine
Pilzinfektion holen kann, aus diesem
Grund raten viele Frauenärzte den hoch-
schwangeren Frauen davon ab.

Trockenbürstungen regen den Blut-
kreislauf an. Beginnen Sie immer am rechten Fuß, kreisend das rechte Bein herauf.
Dann das linke Bein behandeln.

Sollten Sie einmal ins Schwitzen kommen, so müssen Sie unbedingt darauf
achten, die durchgeschwitzte Kleidung
sofort zu wechseln und niemals in Zugluft

zu stehen. Auch vor Kälte sollten Sie sich
schützen, ziehen Sie im Winter also warme Unterwäsche an. Und die Matratze in
Ihrem Bett sollte fest sein.

Auch die Kneipp'schen Wechselduschen haben sich sehr bewährt.

Da viele Frauen in der Schwangerschaft unter Ischiasbeschwerden leiden –
es ist ja auch ein großer Schritt, der in einen neuen Lebensabschnitt führt –, habe
ich dieser Übung mehr Aufmerksamkeit
gewidmet und verschiedene Möglichkeiten zur Heilung der Beschwerden aufge-
zeigt. Aber das beste ist natürlich eine ver-
änderte und angstfreie Einstellung gegenüber Ihrem sich bald durch das Baby
verändernden Leben und ein liebevolles
Annehmen alles dessen, was damit auf
Sie zukommt.

»Om namah shivay« – Herr, dein Wil-
le geschehe, sagen die Inder. So wie Gott
es fügt, ist es richtig.

Leichter Drehsitz (Ardha-Matsyendrasana)

Diese Übung ist eine der besten im Yoga, und sie kommt in ihrer Wirksamkeit den Krokodilsübungen gleich. Die Wirbelsäule wird stark durchblutet, und Schmerzen, besonders im Nacken- und Rückenbereich, werden gelindert. Sie dehnt sämtliche Muskeln und Bänder der Wirbelsäule und beseitigt Verspannungen. Da die Verdauungsorgane stark aktiviert werden, ist sie auch äußerst wirksam gegen Verstopfung. Alle Bauchorgane werden in Ihrer Tätigkeit angeregt und die Funktion der Nieren wird aktiviert. Da diese Übung über das vegetative Nervensystem beruhigend auf den Körper wirkt, aber gleichzeitig den Stoffwechsel anregt, ist sie auch sehr zu empfehlen bei Stoffwechselkrankheiten wie Rheuma und Gicht sowie bei Schuppenflechte. Der leichte Drehsitz macht die Hüftgelenke beweglich und sorgt für eine schlanke Figur, indem er Fettansatz abbaut und ihn verhindert, wo er nicht hingehört.

Die Übung schützt auch vor Hexenschuß und Ischiasbeschwerden.

Setzen Sie sich mit ausgestreckten Beinen auf den Boden. In der ersten Zeit der Schwangerschaft winkeln Sie nun das rechte Bein an, heben es über das linke Bein und setzen den Fuß auf der anderen Seite in Höhe der Wade des linken Beines auf den Boden.

Bei fortgeschrittener Schwangerschaft schlagen Sie das rechte Bein gestreckt über das linke. Nach der Schwangerschaft dürfen Sie den Fuß dann in Kniehöhe des linken Beins aufsetzen.

Sitzen Sie ganz gerade und spüren Sie den Kontakt zum Boden am Gesäß und an den Beinen. Einatmend heben Sie jetzt den rechten Arm langsam vorne hoch bis zur Senkrechten und lassen Lichtenergie von oben in Ihre ganze rechte Seite fließen, wobei Sie einatmend sanft nach oben dehnen. Nach ein paar ruhigen Atemzügen führen Sie Ihren Arm in einem Bogen nach hinten herunter, wobei Ihr Körper sich der Bewegung anpaßt, und setzen die Hand nahe dem Gesäß auf den Boden auf. Mit der linken Hand fassen Sie nun Ihr rechtes Knie. Achten Sie darauf, daß Sie immer noch gerade sitzen! Langsam drehen Sie sich jetzt nach rechts, Wirbel für Wirbel, von unten angefangen, ganz zum Schluß die Halswirbelsäule, bis Sie schließlich mit dem Gesicht über die rechte Schulter nach hinten schauen (die Sitzbeinhöcker bleiben während der Übung auf dem Boden!). Wenn Sie möchten, schließen Sie die Augen und fühlen sich ganz ein in diese Übung. Atmen Sie in den Bauch hinein, langsam

Das rechte Bein über das linke legen, die rechte Hand hinter dem Gesäß aufsetzen, linke Hand zum rechten Knie geben, dann den Körper nach rechts drehen.

und ruhig, und lösen Sie eventuelle Verkrampfungen in Armen und Beinen, ohne die Stellung zu verändern. Seien Sie ganz im Hara, in Ihrer physischen Mitte. Dann visualisieren Sie einen Lichtstrahl, der von oben kommt und durch Ihre Wirbelsäule fließt. Spüren Sie Ihre Wirbelsäule, wie sie sich mit Licht füllt, weit, hell und stark wird, und seien Sie sich Ihrer »selbst-bewußt«. Rückenschmerzen werden sich auflösen.

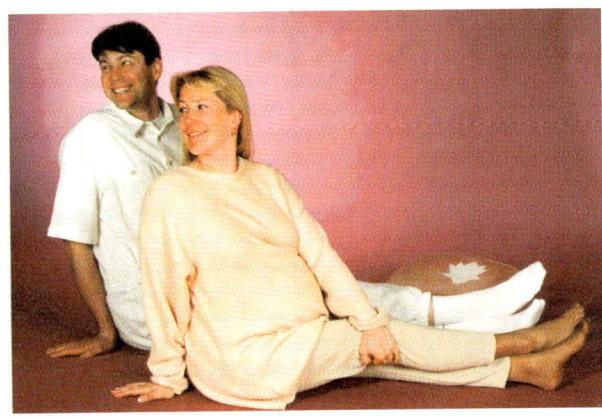

Danach drehen Sie genauso langsam wieder zurück in die Ausgangsstellung, sitzen im Langsitz und spüren noch einmal den Lichtstrahl durch Ihre Wirbelsäule fließen, bevor Sie die gleiche Übung zur anderen Seite hin ausführen.

In der Schwangerschaft ist es besonders wichtig, während dieser Übung intensiv in den Bauch zu atmen, um Übelkeit, Schwindelgefühl und Atemnot vorzubeugen, die durch die Lage des Babys bedingt sind.

Nachdem Sie wieder in die Mittelstellung zurückgekehrt sind, »visionalisieren« Sie wieder den Lichtstrahl (das ist sehr wichtig, weil es Ihr Selbstbewußtsein aufbaut!) in der Wirbelsäule und legen sich dann langsam Wirbel für Wirbel abrollend in die Rückenlage. Schließen Sie die Augen und fühlen Sie ganz in Ihren Körper hinein. Wo haben Sie den Körper angestrengt? Dort verweilen Sie mit Ihrer

Konzentration. Wo Ihre Konzentration ist, dort ist auch die Atmung und wo die Atmung ist, dorthin fließt das Blut und bringt Nährstoffe und Sauerstoff, dort kann Heilung stattfinden.

Beherrschen Sie diese Übung in Ihrer Grundform, dann können Sie die Übung in der »spirituellen Version« durchführen, wie sie im Kapitel »Der geistige Hintergrund des Yoga« beschrieben ist.

Der geistig-seelische Effekt ist enorm und gerade in der Schwangerschaft wichtig. Sie können sich besser Ihrer Umgebung anpassen, ohne dabei sich selbst oder Ihre eigene Meinung zu verleugnen. Diese Übung hilft Ihnen, die Person, die Sie bis heute waren, loszulassen und sich zu öffnen für etwas völlig Neues, das Sie sein werden, und zwar bewußt, denn nach der Geburt werden Sie auf jeden Fall eine andere sein als vorher.

Leichter Drehsitz

Dreieckshaltung (Parivrtta-Trikonasana)

Die Dreieckshaltung ist besonders interessant für Schwangere und für Frauen, die schon Kinder geboren haben, weil sie Senkungen der Unterleibsorgane vorbeugt. Diese werden in ihrer Tätigkeit stark aktiviert, somit auch die Verdauung. Sämtliche Bauchorgane und der Stoffwechsel, damit auch die Ausscheidung von Giftstoffen, erfahren eine Anregung und Intensivierung. Zusätzlich werden die Muskeln an Rumpf und Beinen gekräftigt und die Wirbelsäule beweglicher gemacht, wodurch Rückenschmerzen gelindert werden. Die Übung wirkt besonders im Lendenwirbelsäulenbereich und beseitigt so Kreuzschmerzen. Gleichzeitig baut sie an Taille und Hüften Fett ab und macht schlank.

Wenn Sie konzentriert mit der Atmung und der Aufnahme von Lichtenergie arbeiten, werden Sie eine enorme Veränderung im Brustkorbbereich beobachten können.

Natürlich hat auch diese Übung, wie jede Yogaübung, einen spirituellen Aspekt. Allein der Name gibt schon Auskunft darüber: Die Dreieinigkeit von Körper, Seele und Geist wird angestrebt. Und das beste Hilfsmittel, dies zu erreichen, ist die Lichtenergie, die Sie in dieser Stellung

Die Arme seitlich ausstrecken, dann die linke Hand zum rechten Bein führen, den rechten Arm nach oben strecken und nach oben schauen.

(Asana) einströmen lassen, den Blick zum Himmel, zu den Lichtebenen gerichtet. Voraussetzung dafür ist eine gute Standfestigkeit, also ein »Im-Körper-sein«, eine gute Erdung.

Stellen Sie sich aufrecht mit gegrätschten Beinen hin. Legen Sie Ihre Hände auf den Bauchbereich unterhalb des Bauchnabels. Dort ist Ihre physische Mitte, der Sitz Ihrer inneren Kraftquelle; es ist nämlich gar kein Zufall, daß das Baby seinen Platz dort hat. Konzentrieren Sie sich auf diesen Bereich und atmen Sie dorthin. Stellen Sie sich vor, wie das Licht in Ihrem Bauchraum immer größer und größer wird. Die Atmung wirkt hier wie ein Blasebalg. Wenn Sie eine Weile so geatmet haben, lenken Sie die Lichtenergie aus dem Bauchraum in Ihr rechtes Bein, hinunter zum Fuß und in die Wurzeln, die aus ihm in die Erde wachsen. Sie spüren, wie Ihr Bein immer standfester wird, immer kräftiger, weiter und lichtvoller. Nun vergleichen Sie beide Beine, und Sie werden erstaunt über den Unterschied sein.

Lassen Sie nun die Lichtenergie aus dem Bauchraum in Ihr linkes Bein fließen, zum Fuß und an die Wurzeln tief in der Erde. Ihr linkes Bein wird nun immer standfester, immer kräftiger, weiter und lichtvoller. Anschließend vergleichen Sie wieder beide Beine. Spüren Sie, wie stark Ihre Beine geworden und wie sehr Sie mit der Erde und dem Leben verwurzelt sind? Kein Sturm kann Sie jetzt mehr umwerfen oder erschüttern.

Nehmen Sie den Strom von Erdenergie wahr, der von unten durch die Wurzeln in die Füße, Beine, in den Körper fließt und Ihnen diese unglaubliche Standfestigkeit verleiht.

Nach dieser wichtigen Vorarbeit beginnt die eigentliche Übung:

Sie falten die Hände vor der Brust, drücken die Handflächen zusammen, und im Ausatmen beginnend schieben Sie die Arme langsam unter Druck nach oben, bis die Arme gestreckt sind. Dann lösen Sie den Druck und konzentrieren sich nur auf die Lichtenergie, die von oben in Sie einfließt, durch die Arme in den Körper, durch die Beine, die Füße, die Wurzeln, in die Erde.

Durch die aufgenommene Lichtkraft öffnen sich nun Ihre Arme und senken sich langsam seitlich bis zur waagerechten Stellung herunter. Die Handflächen sind nach oben geöffnet und der Brustkorb – das Herzzentrum (das Zentrum der Liebe) – weitet sich. Nun drehen Sie Ihren Oberkörper nach rechts und ziehen mit dem linken Arm hinunter zum rechten Bein und berühren mit der Hand das Bein dort, wo es für Sie am angenehmsten ist und wo Sie das Baby nicht drücken. In den

ersten Monaten der Schwangerschaft werden Sie vielleicht Ihren Fuß erreichen, gegen Ende der Schwangerschaft sicher nicht mehr, und das ist auch nicht nötig. Ihren rechten Arm strecken Sie nach oben zum Himmel. Drehen Sie den Kopf nach rechts oben und schauen Sie an der Hand-

Dreieckshaltung

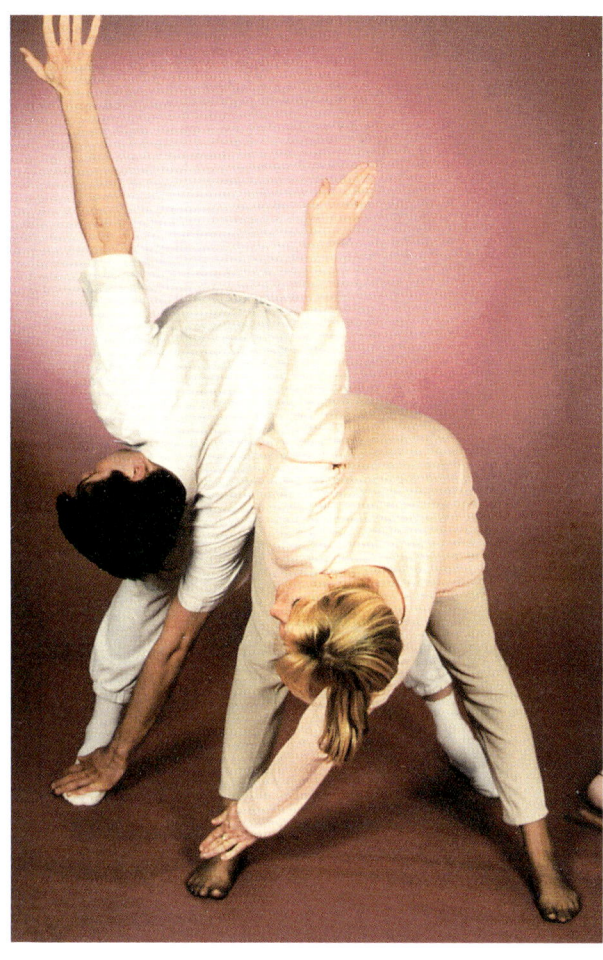

fläche vorbei in den Himmel. Atmen Sie tief und ruhig und dehnen dabei den Arm sanft mit der Einatmung nach oben dem Licht entgegen (siehe Abb. Seite 57).

Stellen Sie sich vor, wie Lichtenergie in Ihren Arm fließt und in Ihren Brustkorb. Dann lassen Sie mit der Ausatmung das Licht durch Ihren gesamten Körper strömen. Ihr ganzer Körper füllt sich mit Licht.

Langsam richten Sie sich nun wieder auf, die Arme zu beiden Seiten hin ausgebreitet.

Öffnen Sie Ihr Herzzentrum weit für das Licht, das Sie über Ihre Arme aufnehmen, und führen Sie nun die rechte Hand zum linken Bein. Üben Sie in gleicher Weise, wie Sie es soeben auf der anderen Seite getan haben.

Wenn Sie sich dann wieder aufrichten, die Arme sind jetzt ausgebreitet, nehmen Sie in dieser Stellung noch einmal Lichtenergie auf und werden sich dabei Ihres ganzen Körpers bewußt. Führen Sie nun die Hände langsam vor der Brust zusammen, verharren einen Moment in dieser Stellung, legen dann die Hände auf den Bauch und lassen das Licht zu Ihrem Baby fließen.

Danach legen Sie sich einfach auf den Boden, fühlen in Ihren Körper hinein und atmen nach. Gehen Sie dann in die Yoga-Vollatmung, wie sie auf Seite 67 beschrieben ist, über.

Hüft-Seitenschwung

Diese Übung sorgt für eine gute Beweglichkeit der Wirbelsäule, ganz besonders im unteren Wirbelbereich. Weil sie im Taillenbereich Fettansatz verhindert und auch abbaut, ist diese Übung hervorragend als Schlankheitsübung, besonders auch nach der Entbindung, zu empfehlen. Zudem stärkt sie die Hüft-, Knie- und Fußgelenke und kräftigt die Bauch-, Hüft- und Oberschenkelmuskulatur.

Im seelisch-geistigen Bereich verleiht der Hüft-Seitenschwung die Fähigkeit, Dinge und Geschehnisse unabhängig voneinander auf verschiedenen Ebenen zu betrachten. So können wir von der materiellen Betrachtungsweise (rechts) hinüberwechseln auf die seelisch-geistige Ebene (links), was uns einen umfassenderen Einblick ermöglicht und uns hilft, immer mehr bewußt und damit auch selbst-bewußt und selbst-gestärkt zu werden, was körperlich in einer beweglichen und aufgerichteten Wirbelsäule seinen deutlich sichtbaren Ausdruck findet.

Gehen Sie in den Kniestand und atmen Sie einige Zeit in Ihr Hara, um während der Übung in Ihrer Mitte zu sein. Nun nehmen Sie einatmend Ihre Arme seitlich nach oben über den Kopf. Sie können die Arme auch nach vorne strecken, seitlich in der Waagerechten halten oder die Hände einfach im Nacken verschränken.

Später, nach der Entbindung, empfiehlt es sich, bei dieser Übung die Arme nach vorne zu strecken und ein Nudelholz zu halten, um die Brustmuskulatur zu kräftigen. Oder Sie halten die Arme angewinkelt und drücken ein paar Bücher zusammen, indem Sie die Handflächen seitlich dagegendrücken.

Mit geradem Rücken (stellen Sie sich vor, wie ein Lichtstrahl von oben in Ihre Wirbelsäule einfließt, sie stärkt und aufrichtet) setzen Sie sich nun nach rechts neben Ihre Unterschenkel (siehe Abb.).

Sie können jetzt Ihren geraden Oberkörper leicht nach links neigen und in die gedehnte rechte Seite tief atmen und die Lichtenergie einströmen lassen. Dadurch vergrößert sich der wohltuende Einfluß dieser Übung auf weitere Körperbereiche.

Langsam wieder mit geradem Rücken hoch in den Kniestand kommen und die Übung zur anderen Seite ausführen. Den Hüft-Seitenschwung können Sie langsam und meditativ ausführen, mit der Dehnung und der Aufnahme von Lichtenergie arbeiten. Oder Sie führen die Übung fließend, von einer Seite zur anderen wechselnd, aus, wobei Sie Ihren eigenen, ruhig fließenden Atemrhythmus finden.

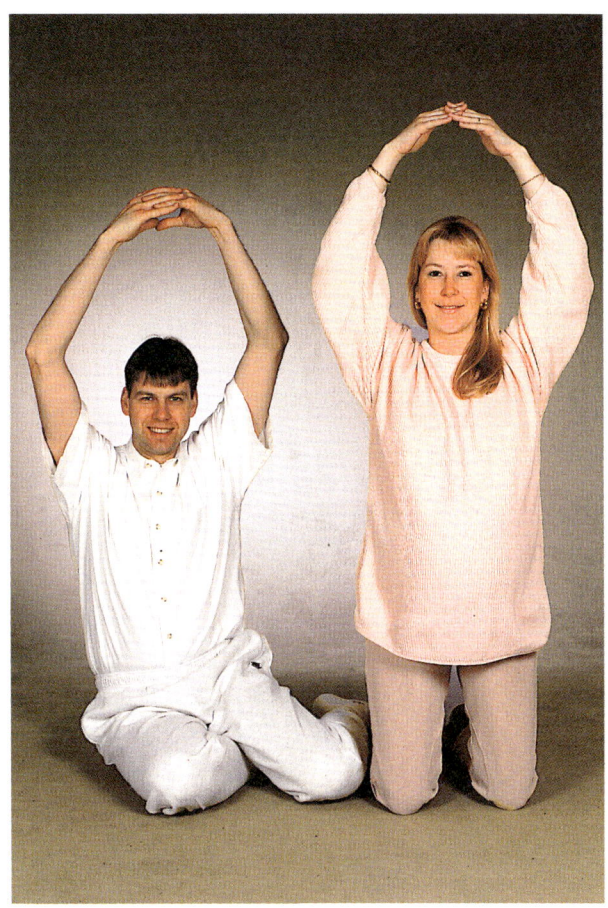

Hüft-Seitenschwung für eine beweglichere Wirbelsäule: Aus dem Kniestand abwechselnd rechts und links das Gesäß neben die Unterschenkel setzen. Dabei kann, falls nötig, der Partner Hilfestellung leisten.

Die Katze

Diese Übung ist in der Schwangerschaft von besonderem Nutzen, weil sie das ganze System tonisiert und während der Entbindung für eine beträchtliche Erleichterung sorgt. Sie stärkt und entspannt den Rücken, festigt die Arm- und Oberschenkelmuskulatur, hält die Wirbelsäule beweglich und hilft außerdem auch noch bei Bandscheibenschäden. Sie festigt die im Laufe der Jahre schlaff gewordenen weiblichen Organe und sorgt für gute Verdauung.

1. Übung

a) Stellen Sie sich in den Vierfüßerstand, die Knie können Sie etwas auseinanderstellen. Nun wölben Sie langsam Ihren Rücken rund nach oben zu einem Katzenbuckel, senken das Kinn auf die Brust und atmen dabei langsam aus.

b) Danach bringen Sie Ihren Körper in die entgegengesetzte Stellung, indem Sie sich nach unten durchhängen lassen. Sie haben nun ein starkes Hohlkreuz. Heben Sie den Kopf hoch, schauen Sie zur Decke und atmen dabei ganz ruhig ein. (Vorsicht: Schilddrüsenkranke dürfen nicht an

Die Katze 1a

Einen Katzenbuckel machen, das Kinn auf die Brust drücken, danach den Bauch nach unten durchhängen lassen und den Kopf anheben.

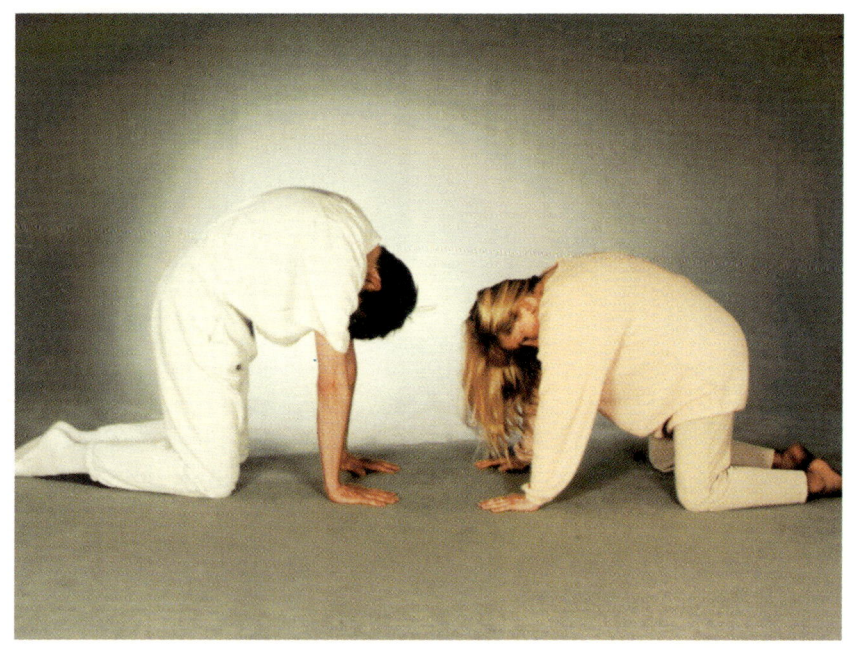

die Decke schauen, sondern nur geradeaus). Sie können bei dieser Übung die Atmung allerdings auch umgekehrt durchführen, wenn Ihnen das angenehmer erscheint: nämlich einatmen, wenn Sie einen runden Rücken machen, und ausatmen, sobald Sie den Bauch hängen lassen und nach oben schauen.

2. Übung

Ausgangsstellung wie bei 1 a, jedoch die Knie etwas weiter auseinander stellen. Nachdem Sie also den Rücken ganz rund gemacht haben und das Kinn zur Brust gesenkt ist, setzen Sie sich auf die Fersen, wobei Ihre Hände an der Stelle verbleiben, wo Sie sie eben hatten. Nun ziehen Sie mit der Nase am Boden entlang vor, bis Unter- und Oberschenkel einen rechten Winkel zueinander bilden und Sie ein ausgeprägtes Hohlkreuz bilden. Dann kommen Sie mit hoch erhobenem Kopf nach oben, um danach wieder einen runden Rücken zu machen usw.

Die Übung mehrere Male wiederholen. Nach dieser für eine Hochschwangere etwas anstrengenden Übung sollten Sie sich ausruhen und entspannen.

Die einzelnen Yoga-Übungen sollten in der angegebenen Reihenfolge geübt werden, um eine optimale Wirkung zu erzielen.

Die Katze 2

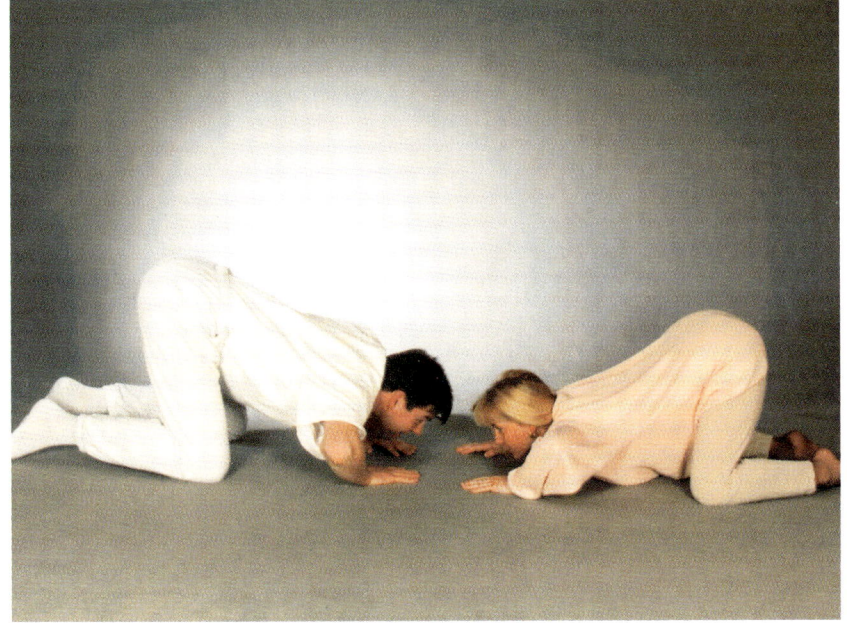

Der Physioball als Geburtshilfe

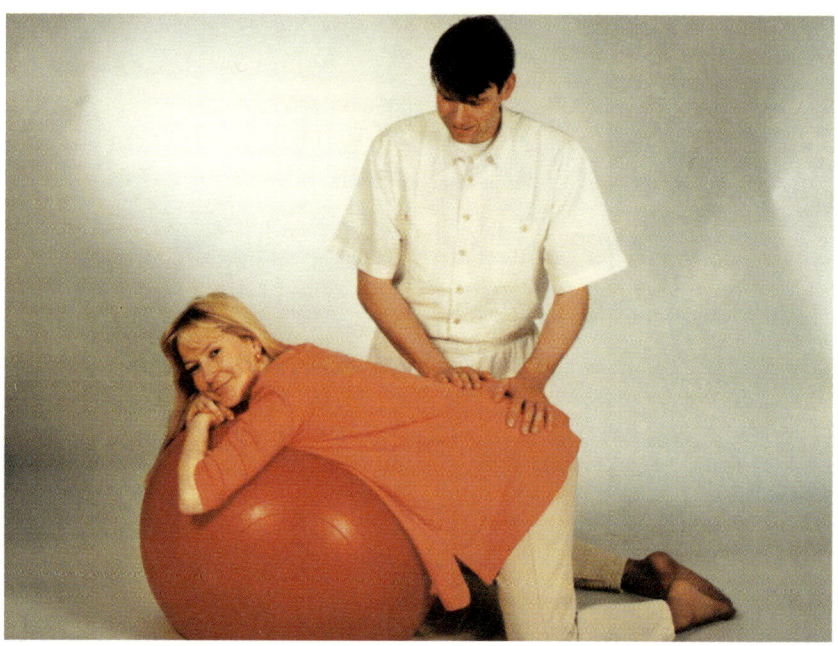

Der Physioball ist ein ideales Übungs-gerät in der Schwangerschaft. Mit ihm läßt sich optimale Geburtshilfe betreiben, denn er erleichtert nicht nur den Geburts-verlauf, er verkürzt ihn auch um mehrere Stunden. Durch das rhythmische Kreisen, Rollen, Wippen, Federn und Wiegen be-kommt die Schwangere ein gutes Gefühl für die Geburt. Und bequem ist es außer-dem, denn der Bauch ist nicht mehr im Wege, und der Rücken wird stark entla-stet; das Baby rutscht infolge der Übun-gen mit dem Gerät optimal in den Ge-burtskanal hinein. Sogar Babys, die quer liegen, können sich auf diese Weise noch ideal in den Geburtskanal hineindrehen.

Viele Kliniken haben den Ball inzwischen angeschafft und lassen die Frauen während der Geburtsarbeit auf dem Ball sitzen und sich bewegen, wobei nicht nur der Beckenboden weitgehend entspannt ist, sondern auch die Wehenschmerzen merklich nachlassen.

Nehmen Sie sich einen Kassettenrecorder mit in die Klinik und lassen Sie Ihre Lieblingsmusik laufen, die Sie in Schwung bringt. Richtig flotte Tanzmusik! Die Wirkung ist enorm! Der ganze Körper wiegt sich im Rhythmus der fröhlichen Musik, und Ihre Stimmung steigt – und das wiederum überträgt sich sofort auf Ihr Baby, das sich dann auch wohlfühlt.

Zwischendurch legen Sie auch mal wieder ruhige Musik auf, um sich ganz auf die langsame Atmung und das ruhige Kreisen auf dem Ball mit dem Unterkörper zu konzentrieren. Die Babys genießen dieses Schaukeln, und die unruhigen lassen sich dadurch sogar in den Schlaf wiegen.

Auch das Klinikpersonal freut sich meist über eine solche fröhliche Entbindung, so ungewöhnlich das an manchen Orten auch noch sein mag. Lassen Sie Ihre Geburt wirklich zu einem Fest werden; auf einem Fest feiert man, singt und tanzt. Es wird Zeit, daß wir eine völlig neue Einstellung zu diesem Ereignis bekommen. Ein Kind auf die Welt zu bringen, ist keine Krankheit und keine unkontrollierbare Lawine, die über einen hinwegrollt. Wenn Sie Spaß an Ihrer Geburt haben, hat ihn auch Ihr Baby und ebenso das Klinikpersonal.

Viele Schwangere schaffen sich während der Schwangerschaft einen solchen Physioball an, den man in jedem Sportgeschäft bestellen kann, und bald schon möchten sie zu Hause gar nicht mehr auf einem Stuhl sitzen, weil der Ball viel bequemer ist, Rückenschmerzen beseitigt und den Beckenboden entlastet. Meist haben auch die Ehemänner schnell herausgefunden, wie wunderbar man darauf sitzt und wie gut es dem Rücken tut.

Wenn Sie sich einen Physioball zulegen, dann sollte er einen Durchmesser von etwa 90 cm haben. Denn wichtig ist, daß der Ball nicht ganz aufgeblasen wird, sondern wie ein schlapper Wasserball aussieht. Ziehen Sie den Stöpsel heraus, setzen Sie sich langsam und einkuschelnd auf den Ball und lassen Sie die Luft ausströmen, bis Sie ganz bequem darauf sitzen (Unter- und Oberschenkel sollten etwa einen rechten Winkel bilden). Dann stöpseln Sie wieder zu und haben den für Sie richtigen Ball. Das ist besonders wichtig, wenn Sie kürzere Beine haben. Immer wieder sehe ich bei Seminaren prall aufgeblasene Bälle und bekomme gesagt:

Lassen Sie aus dem Ball so viel Luft raus, daß er genau Ihrer Körpergröße angepaßt ist.

Für die etwas größeren Babys ist es ein toller Spaß, mit dem Bauch auf dem Ball zu liegen und an den Beinchen gehalten zu werden. Besonders die Rückenmuskeln werden dabei intensiv gekräftigt. Außerdem werden die Reflexe geschult.

»Die Frauen wollen aber nicht auf den Ball. Sie haben Angst herunterzufallen«. Nun, da haben die Frauen auch recht. Dummerweise richtet man sich oft nach Werbeblättern oder Illustrierten, in denen Models wunderschön auf einem prallen Ball posieren, und man wundert sich nachher, warum das in der Praxis nicht funktioniert. Ein stark aufgeblasener Ball ist nur angebracht für Frauen mit langen Beinen. Die Hebamme wird gewiß nichts dagegen haben, wenn Sie etwas Luft aus dem Ball herauslassen, um dann sicherer darauf zu sitzen. Auch ist es wichtig, daß Ihre Füße festen Kontakt zum Boden haben – am besten mit Hilfe von rutschfesten Söckchen, die gleichzeitig für warme Füße sorgen.

In den meisten Kliniken finde ich kleinere Bälle (mit etwa 60 cm Durchmesser) vor, und das Personal schwört darauf – aber nur solange, bis sie einmal auf meinem großen Schlappi gesessen haben. Denn läßt man aus dem kleinen Ball noch Luft ab, bleibt davon zu wenig übrig, und für Frauen mit langen Beinen ist er überhaupt unbrauchbar. Außerdem habe ich in all den Jahren nur eine einzige Frau erlebt, die lieber auf einem kleinen, fest aufgeblasenen Ball gesessen hat.

Vor allen Dingen kann man einen kleinen Ball nicht mehr benutzen, um sich »bäuchlings« draufzulegen. Ganz aufgeblasen ist er zu hart und paßt sich der Bauchform nicht so an wie mein großer, schlapper Ball; läßt man aus ihm noch Luft heraus, bleibt nicht mehr viel übrig, er wird unbequem, besonders für größere Frauen.

Daher meine Bitte auch an die Hebammen in den Kliniken und Geburtshäusern: legen sie ein paar Mark drauf und schaffen sie den großen Ball an (sehr gut sind der Physioball und der Pezziball mit einem Durchmesser von 96 cm). Die Vorteile liegen auf der Hand.

Bevor Sie sich auf den Ball setzen, sollten Sie ihrem Partner die Hände reichen – zur Sicherheit, falls Sie sich daneben setzen –, und diese Hilfestellung sollte auch beibehalten werden während Sie wippen, hopsen und kreisen. In einigen Kliniken habe ich auch von der Decke herabhängende Seile gesehen, an denen sich die Schwangere festhalten kann. Eine gute Idee, wenn man keinen Partner hat. Aber ein Seil kann die liebevolle Hilfestellung eines Partners natürlich nicht ersetzen.

Sind die Wehen schon sehr intensiv, und möchten Sie sich alleine nicht mehr bewegen, kann das Ihr Partner für Sie machen, indem er hinter Ihnen kniet und mit seinen Händen Ihr Becken sanft zum Kreisen bringt. Vorsicht! Männer haben hier meist zu viel Schwung und schwups haben Sie ihre Frau vom Ball geschoben. Also weniger ist hier mehr! Manche Frauen »lassen« sich auch gerne »hopsen« auf dem Ball, aber das wird die Situation ergeben.

Bauchtanz auf dem Ball – probieren Sie es aus und Sie werden begeistert sein! Auf diese Weise kommt diese uralte orientalische Geburtshilfe in unsere Länder. Mit entsprechender Musik können Sie sich phantastisch auf dem Ball im Bauchtanz wiegen und fühlen sich dabei wunderbar. Auch die Babys finden es herrlich, wie mehrere Studien ergaben. Oder lassen Sie sich, während Sie auf dem Ball sitzen, von Ihrem Partner den Rücken und den Kreuzbeinbereich massieren.

Sehr angenehm ist es auch, sich im Vierfüßerstand mit dem Oberkörper auf den Ball zu legen – keine Angst, der schlappe Ball drückt in keiner Weise – (siehe Abb. S. 62), um sich in dieser Stellung den Rücken massieren zu lassen. Sie werden das sehr genießen. Achten Sie darauf, daß Ihre Beine unbedingt geöffnet sind, zum einen ist es natürlich für die Geburt besser und zum anderen sind Sie standfester, falls Ihr Partner mit viel Schwung massiert.

Die in diesem Buch auf späteren Seiten angegebenen Massagegriffe werden schnell für Erleichterung sorgen. Ihr Partner sollte ab und zu auch einmal über Ihren gesamten Rücken von den Schul-

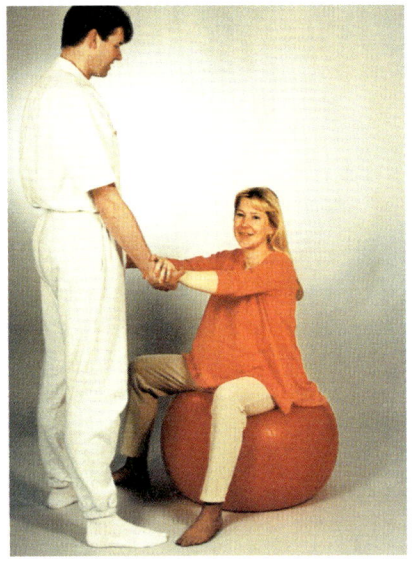

Die Hände des Partners geben Ihnen Sicherheit, während Sie auf dem Ball wippen, hopsen und kreisen.

tern beginnend nach unten entlang streichen, auch über die Beine und die Füße. Immer an den Schultern beginnend nach unten, nicht umgekehrt, denn Sie wollen das Baby ja nicht durch den Kopf auf die Welt bringen.

Während der Schwangerschaft können sie den Ball mit den Füßen an der Wand hinauf- und herunterrollen. Hier allerdings tut es auch ein kleinerer Ball. Diese Übung ist nicht nur gut gegen Krampfadern, sondern das Blut fließt dadurch auch vermehrt in den Becken- und Bauchbereich. Außerdem massieren Sie dabei gleichzeitig die Reflexzonen an Ihren Fußsohlen und regen somit die Tätigkeit sämtlicher Organe an.

Übung bei Beckenendlage

Liegt Ihr Baby kurz vor der Geburt noch in Steißlage, so hilft bei über 90 Prozent die Indische Brücke. Wichtig für einen Erfolg ist allerdings die absolut korrekte Durchführung dieser Übung, die übrigens völlig ungefährlich ist.

Bei dieser Übung sind Sie in Rückenlage und haben die Beine breitbeinig angestellt. Ihr Partner schiebt Ihnen nun so viele Kissen unter den Rücken, bis Schultern – Becken – Knie eine Linie bilden (s. Abb.).

Auf keinen Fall darf ein Hohlkreuz entstehen! Das Becken sollte mindestens

Erklären Sie ruhig Ihrem Baby, daß die Geburt einfacher ist, wenn es sich dreht. Das Baby wird reagieren.

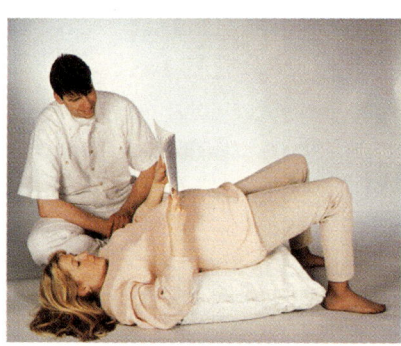

30 cm erhöht sein, ist aber auch abhängig von Ihrer Körpergröße.

Sie liegen nun recht bequem. Um eine optimale Wirkung zu erzielen, ist es uner-

läßlich, diese Stellung täglich 2 bis 3 mal 10 bis 20 Minuten lang einzunehmen und ab und zu kräftig mit den Hüften nach oben zu wippen. Das Baby mag diese Stellung nicht und wird sich mit großer Wahrscheinlichkeit drehen.

Wichtig ist, daß Sie, bevor das Baby sich gedreht hat, keinerlei Hockstellungen einnehmen!

Wird das Baby bei der Indischen Brücke jedesmal unruhig, ist es möglich, daß die Nabelschnur zu kurz ist und es sich nicht drehen kann. Darüber bekommen Sie Gewißheit, wenn Sie bei Ihrem Arzt ein CTG in der Stellung der Indischen Brücke vornehmen lassen. Da das Baby wegen einer verkürzten Nabelschnur sich nicht drehen wird, können Sie ihm und sich selbst diese Prozedur ersparen. Gefährlich ist die Indische Brücke jedoch nicht. So wie Mena van Damme (Geburtshaus Soest, Westfalen) kennen einige Hebammen andere Möglichkeiten, wie beispielsweise die Arbeit mit der Lichtquelle (Babys drehen sich immer nach dem Licht), Hilfen aus Homöopathie, Akupunktur, Akupressur, Meditation und sog. Moxa-Zigarre.

Atemübungen

In der Schwangerschaft und später im Wochenbett gehören Pranayama-Übungen zu den wichtigsten Übungen überhaupt, da sie dem Körper die so notwendige Lebensenergie (Prana) zuführen, ihn reinigen und gleichzeitig nervöse Spannungen und seelische Unausgeglichenheit abbauen. Sie reinigen das Blut von Stickstoffen und Krankheitserregern und reichern es mit Sauerstoff an. Die Atemübungen machen Sie widerstandsfähiger gegen viele Erkältungskrankheiten, und sie werden Ihnen helfen, mit diesen schneller und besser fertig zu werden.

In der Schwangerschaft und im Wochenbett sollten Pranayama-Übungen zum täglichen Programm gehören. Sie sind unabhängig von der Stellung, obwohl für die eine oder andere Übung eine bestimmte Körperhaltung günstig ist, wie zum Beispiel für die Nasen-Wechsel-Atmung der Schneidersitz bzw. Lotussitz. Aber Sie können genausogut im Liegen, im Fersensitz (nicht bei Krampfadern!), auf dem Stuhl sitzend oder im Stand üben – ja sogar beim Spazierengehen. Wichtig ist, daß Sie Atemübungen nicht in einem muffigen Raum ausführen, sondern vorher gut lüften oder sich überhaupt ganz ins Freie begeben.

Es gibt keinen Grund, Atemübungen nicht zu machen. Man sollte sie sogar anwenden, wenn man krank ist, da sie helfen, den Krankheitsverlauf zu verkürzen und das gestörte seelische Gleichgewicht (Ursache vieler Krankheiten) wieder in Ordnung zu bringen.

An erster Stelle steht die YOGA-VOLL-ATMUNG. Sie ist auch eine grundlegende Atemübung für viele andere Atemtechniken und Asanas (Körperstellungen-Übungen). Sie beginnen mit der einfachen Yoga-Vollatmung und gehen dann über zur erweiterten Yoga-Vollatmung. Geatmet wird im Yoga immer nur durch die Nase.

1. Erlernen der Yoga-Vollatmung zur Energieaufladung nach jeder Wehe

a) Bauchatmung: Auf diese Technik wird später noch intensiver eingegangen. Sie legen die Hände auf den Bauch und konzentrieren sich ganz auf Ihre Hände. Beobachten Sie, wie der Bauchraum bei jedem Atemzug ganz sanft immer weiter und weiter wird, wie er sich dehnt, ohne daß Sie dabei aktiv die Bauchdecke dehnen oder anspannen. Dies geschieht lediglich durch die Konzentration auf Ihren Bauch. Atmen Sie etwa 2 Minuten so.

Bei der Bauchatmung entspannt sich der Bauchraum, und die dort befindlichen Energiezentren öffnen sich. Der Körper füllt sich mit Energie: nervös bedingte Bauchschmerzen lassen nach, und die Verdauung wird stark angeregt.

Yoga-Vollatmung: Sanfte Lichtenergie in den Bauch einatmen, in den Brustraum leiten und sodann in die Schlüsselbeingegend lenken.

Über die konzentrierte Bauchatmung treten Sie in direkten Kontakt mit Ihrem niederen Selbst (dem Unterbewußtsein). In Ihrer Mitte – dem Hara, wie die Japaner sagen (ca. 3 Fingerbreit unter dem Bauchnabel und 2 Fingerbreit innen) – sammelt sich enorme Energie an. Das Ziel ist, während der Entbindung mit dem niederen Selbst, dem bewußten Selbst und dem höheren Selbst in vollkommener Harmonie zusammenzuarbeiten.

b) Brustkorb- bzw. untere Flankenatmung: Nun legen Sie die Hände seitlich an die Rippen, wobei Sie die Ellenbogen nach außen schieben. Stellen Sie sich vor, wie Ihre Hände von den Rippen sanft weggeschoben werden, ohne dabei aktiv den Brustkorb stark zu dehnen. Atmen Sie nur mit der Vorstellung, wie Ihr Brustraum immer weiter wird und immer mehr Energie aus der Luft aufnimmt. Stellen Sie

sich vor, wie Ihr Herz durchlüftet wird. Alles, was Ihr Herz einengt, wird einfach weggeblasen.

Mit dieser Übung läßt sich sogar einem drohenden Herzinfarkt aktiv entgegenwirken! Atmen Sie etwa 2 Minuten so.

c) Schlüsselbein- bzw. obere Flankenatmung: Sie legen nun Ihre Hände so auf den Brustkorb, daß die Fingerspitzen auf den Schlüsselbeinen rechts und links in der Halsgrube liegen, und atmen dorthin, wo Sie Ihre Handflächen spüren.

Diese Atmung durchlüftet die oberen Lungenspitzen. Wieder etwa 2 Minuten so atmen.

Sie können natürlich jederzeit die Bauchatmung oder die Brustkorbatmung oder die Schlüsselbeinatmung einzeln durchführen, unabhängig von der Yoga-Vollatmung: Dann werden Sie die Atemübung Ihrer Wahl für einen längeren Zeitraum beibehalten. Abschließend empfiehlt sich jedoch immer eine kurze Yoga-Vollatmung.

Beherrschen Sie diese 3 Einzelatmungen, so gehen Sie nun zur Yoga-Vollatmung über, wobei alle drei Formen zu einer einzigen Übung verbunden werden:

Sie füllen einatmend den Bauchraum mit Lichtenergie, weiten ebenso sanft den Brustkorb und ziehen den Energiestrom hoch bis zu den Schlüsselbeinen. Ausatmend verströmen Sie die Energie anschließend bewußt im ganzen Körper.

Durch das Hochziehen des Energiestroms zu den Schlüsselbeinen hat sich der Bauch schon wieder etwas eingezogen und die Ausatmung automatisch begonnen. Atmen Sie ganz langsam, ganz harmonisch mit einer kurzen Pause nach der Ausatmung, bis der Körper von selbst wieder mit der Einatmung beginnt.

Alle 3 Einzelatmungen gehen auf in einer einzigen Atmung. Halten Sie nach der Einatmung nicht die Luft an, sondern atmen Sie genauso langsam wieder aus, um das Fließen des Energiestromes nicht zu behindern.

Stellen Sie sich dabei immer vor, wie Sie ganz viel Energie (Prana) einatmen, ganz viel Licht, Freude und Liebe in Ihren Körper hineinziehen und ausatmend in sich verströmen.

Wenn Sie die Yoga-Vollatmung beherrschen, können Sie noch einen Schritt weitergehen zur ERWEITERTEN YOGA-VOLLATMUNG:

Nach der sanften Einatmung von Lichtenergie in den Bauch-Brustkorb-Schlüsselbeinbereich lassen Sie diese Energie zusätzlich auch noch durch den Kopf fließen. Mit der Ausatmung lenken Sie den Energiestrom danach bewußt durch den ganzen Körper nach unten, so daß Sie die Kraft sogar in den Zehenspit-

zen fühlen. Lassen Sie diese Lichtkraft einfach durch Ihren Körper fließen und genießen Sie es, wenn Ihr Körper sich mit Licht, Freude und Liebe auffüllt.

Ihr Körper wird immer entspannter, Sie empfinden ihn ganz leicht und frei. Es ist ein Gefühl, als würde er sich ausdehnen. Und in gewissem Sinne geschieht das auch – unsere Aura, unser Energiefeld, nimmt zu und weitet sich aus.

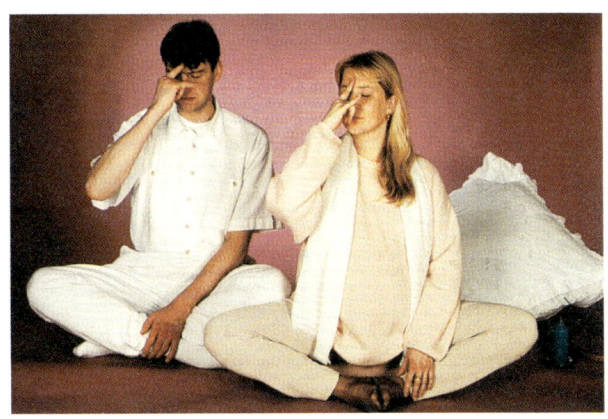

2. Intensive Nasenatmung

Sie nehmen eine Ihnen angenehme Stellung ein, der Rücken ist gerade, was übrigens für alle Atemübungen gilt. Nun halten Sie mit dem Daumen der rechten Hand das rechte Nasenloch zu, Zeige- oder Mittelfinger befindet sich an der Stirn zwischen den Augenbrauen, atmen durch das linke Nasenloch aus und beginnen danach, 10 mal ganz langsam durch dieses linke Nasenloch ein- und auszuatmen (noch langsamer und intensiver wird die Atmung, wenn Sie dabei die Yoga-Vollatmung anwenden).

Danach wechseln Sie das Nasenloch, halten jetzt das linke zu und atmen durch das rechte Nasenloch ebenfalls 10 mal ein und aus. Anschließend durch beide Nasenlöcher langsam 10 mal ein- und ausatmen. Stellen Sie sich wieder vor, wie Ihr Körper sich auffüllt mit Lichtenergie.

Durch das linke Nasenloch ausatmen, einatmen; rechts aus, rechts ein, links aus, links ein, rechts aus, rechts ein usw.

Täglich wiederholt, ist diese Übung der beste Schutz gegen Erkältungskrankheiten. Zudem ist sie sehr einfach und fast überall zu machen, sogar während des Spazierengehens oder am Arbeitsplatz.

3. Nasenwechsel-Atmung

Sie sitzen wieder in einer Ihnen angenehmen Haltung, vorzugsweise im Schneidersitz (auch Lotussitz, wenn Sie ihn beherrschen) mit geradem Rücken. Setzen Sie den Daumen wie bei Übung 2 an das rechte Nasenloch und den Zeigefinger zwischen die Augenbrauen. Atmen Sie durch das linke Nasenloch aus und anschließend wieder ein – jetzt verschließen Sie das linke Nasenloch mit dem kleinen Finger und lösen den Daumen vom rechten Nasenloch, um durch dieses auszuatmen. Einatmen, hinüberwechseln zum linken Nasenloch, ausatmen – einatmen, hinüberwechseln zum rechten Na-

senloch, ausatmen – einatmen und so fort...

Wenn Sie ein wenig Übung haben und Ihnen der Rhythmus geläufig geworden ist, versuchen Sie bei der Ein- und Ausatmung die Yoga-Vollatmung einzusetzen. So verlangsamen und intensivieren Sie diese Übung noch mehr. Wieder stellen Sie sich vor, wie Ihr Körper sich mit Lichtenergie auffüllt.

Diese Atemübung hat eine stark beruhigende Wirkung auf Körper und Geist und reinigt das Nervensystem; sie sollten dabei auf einen entspannten Gesichtsausdruck achten. Die Übung hilft auch bei Kopfschmerzen und regt den Appetit an, wobei sie gleichzeitig die Verdauung fördert. Außerdem reguliert sie den Blutdruck.

4. Leuchtender Schädel – Reinigungsübung

Diese Übung ist eine reinigende Atemübung, weil sie das Blut von zuviel Kohlendioxyd reinigt und es mit Sauerstoff auffüllt. Sie beseitigt Verstopfungen in der Nase und in den Bronchien; außerdem regt sie die Verdauungsorgane an.

Sie setzen sich in den Schneidersitz oder auf einen Stuhl. Auch der Fersensitz (nicht bei Krampfadern) ist möglich. Die Hände liegen locker auf den Knien. Nun atmen Sie aus und ziehen den Bauch da-

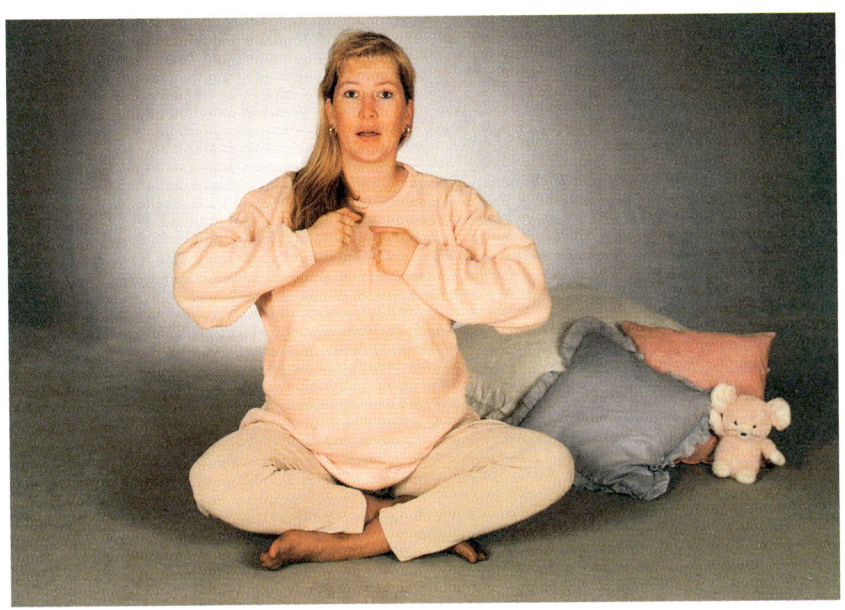

Brust-Klopf-Übung 5

bei sanft ein (nach der Entbindung mit einem kräftigen Ruck einziehen!), und zwar schneller als bei einer normalen Ausatmung. Dann lösen Sie die Bauchmuskeln und lassen die Einatmung kommen. Nach der Einatmung wieder schnell ausatmen, locker lassen, einatmen usw. Dies wiederholen Sie in immer rascherer Reihenfolge etwa 20 mal mit voller Konzentration auf den Bauchraum. Beenden Sie die Übung, indem Sie wie geübt ausatmen, dann jedoch in der erweiterten Yoga-Vollatmung tief einatmen. Konzentrieren Sie sich dabei auf Ihr drittes Auge, also die Stelle zwischen den Augenbrauen, und stellen Sie sich vor, wie Ihr Körper sich auffüllt mit

Lichtenergie, die Sie ausatmend im ganzen Körper verströmen lassen. Nach einiger Übung wird es mit der Zeit in Ihrem Kopf ganz hell werden – daher auch der Name der Übung.

Können Sie es zeitlich einrichten, so setzen Sie vor jede Atemübung diese Reinigungsübung. Sie ist besonders empfehlenswert, wenn Sie sich längere Zeit in schlechter oder verrauchter Luft aufgehalten haben, etwa im Kaufhaus, in der Eisenbahn, bei einer Party usw. Oder wenn sie von erkälteten, hustenden und schniefenden Menschen umgeben sind.

Diese Atmung befördert Krankheitserreger hinaus aus dem Körper und stärkt das Abwehrsystem. Diese Übung sollten Sie aber bei fortgeschrittener Schwangerschaft nur so lange machen, wie sie Ihnen guttut, d.h., wenn noch keine Gefahr vorzeitiger Wehentätigkeit besteht.

5. Brust-Klopf-Übung

Zusätzlich noch eine Übung mit 3 Varianten gegen Lungen- und Bronchialkatarrh. Sie schafft Erleichterung, wenn der Husten sich so richtig festgesetzt hat.

a) Diese Übung ist im Sitzen, aber auch im Stand auszuführen (Abb. S. 71). Sie atmen aus, beginnen dann mit einer langsamen Einatmung, wobei Sie den Brustkorb mit Ihren Fingerspitzen oder Fäustchen leicht und schnell beklopfen. Sie können dabei auf »A« ausatmen.

b) Atmen Sie aus und wieder ein. Halten Sie den Atem kurz an und beklopfen den Brustkorb dann sanft mit den Handflächen oder Fäusten. Ausatmen.

c) Sie atmen aus, wieder ein und führen die Klopfbewegungen während der Ausatmung durch, wobei Sie ohne eine Pause zwischen Ein- und Ausatmung weiteratmen. Probieren Sie selbst aus, was Ihnen angenehmer ist.

6. Die 20 verbundenen Atemzüge aus der Rebirthing-Atmung

Das Üben der 20 verbundenen Atemzüge ist ohne großen Zeitaufwand auszuführen und dabei dennoch so gesund, daß Sie die wohltuende Wirkung bald spüren werden.

Legen oder setzen Sie sich bequem hin und atmen Sie nicht zu langsam, eher etwas schneller, 4 mal in den Bauch (jedenfalls in der Schwangerschaft) ein und aus, wobei Sie keine Pause machen zwischen Ein- und Ausatmung und Aus- und Einatmung. Beim 5. Atemzug atmen Sie tief, am besten mit Yoga-Vollatmung, Lichtenergie ein und entspannen ausatmend von Kopf bis Fuß alle Muskeln. Auch hier nicht zu langsam atmen, sondern sofort ohne Pause wieder 4 Atemzüge in den Bauch, beim 5. Mal tief einatmen, entspannen. Das ganze wiederholen Sie, bis Sie 4 mal 5, also 20 Atemzüge gemacht haben.

Wenn Sie 1 Jahr lang täglich die 20 verbundenen Atemzüge ausführen, was Sie später auch mehrmals am Tag machen können, wird es Sie in feiner und wunderbarer Weise verändern. Der Aufwand ist gering, die Wirkung groß.

Nach der Entbindung, wenn auch nicht gerade schon im Wochenbett, sollten Sie für eine Zeitlang die 20 verbundenen Atemzüge in den Brustraum atmen, der nach der Schwangerschaft wieder vermehrt aktiviert werden sollte. Außerdem wirkt sich das auch positiv auf das Stillen aus.

Viermal ohne Pause ein- und ausatmen, beim fünften Mal die Yoga-Vollatmung (Seite 68) durchführen: vier Runden je fünf Atemzüge (20 verbundene Atemzüge).

Die Bauchatmung

Die wenigsten Frauen atmen in den Bauch, zu enge Kleidungsstücke und Gürtel sind oft die Ursache dafür. Aber gerade in der Schwangerschaft ist eine intensive Bauchatmung von großer Bedeutung, nicht allein wegen der Anregung der Verdauung, sondern weil so wesentlich mehr Blut in die Gebärmutter gelangt, das dem Baby wichtige Nährstoffe, vor allem Sauerstoff, zuführt. Durch die Weitung des Bauchraums wird der Solar Plexus entspannt, das Nervengeflecht, durch das der Körper sich mit Energie auflädt. Ist dieses wichtige Nervenzentrum durch Streß, Angst, Ärger etc. geschlossen, so kann sich der Körper nicht mehr genügend mit Energie aufladen, die er andererseits ständig abgibt.

Legen Sie sich flach auf den Boden, die Beine sind rechtwinklig auf einem Stuhl gelagert oder angestellt. Oder sie lassen sie ausgestreckt und legen sich ein kleines Kissen (Nackenrolle) unter die Kniekehlen oder in den Nacken. Wichtig ist, daß Sie bequem liegen.

Eine angenehme und von schwangeren Frauen bevorzugte Stellung ist, wenn der Oberkörper erhöht liegt, Sie die Beine anbeugen, die Fußsohlen aneinanderlegen und die Knie zur Seite kippen lassen. Anfangs kann man die Knie mit Kissen leicht stützen. Diese Lage dehnt den Beckenboden und ist eine gute Vorbereitung auf die Geburt. Zudem bleibt die Bauchdecke entspannt, was für die Wehenatmung von Vorteil ist. Außerdem ist der Energiekreislauf geschlossen. Die Energie bleibt im Körper und wird nicht durch die Füße abgeleitet, im Gegenteil, sie verstärkt und steigert sich dadurch immer mehr.

Aber natürlich läßt sich die Bauchatmung genausogut in jeder anderen Stellung üben, besonders auch im Sitzen. Auf dem Stuhl oder im Schneidersitz.

Stellen Sie sich vor, Sie liegen an einem hübschen Ort, vielleicht auf einer Waldlichtung im Gras oder auf einer Blumenwiese oder hoch oben in den Bergen. Vielleicht lieben Sie es auch, am Strand zu liegen und dem Rauschen des Meeres zu lauschen. Ihre Hände liegen auf Ihrem Bauch (das ist sehr wichtig, weil das Baby die Energie, die aus Ihren Händen strömt, wahrnimmt und sich sicher und geborgen fühlt – es fördert das Urvertrauen), und

Mit erhöhtem Oberkörper, die Fußsohlen aneinander, die Knie zur Seite gekippt, in den Bauch atmen.

73

Über einen breiten Lichtstrahl aus einer unsichtbaren Lichtquelle Lichtenergie in den Bauchraum atmen.

schließen Sie die Augen. Spüren Sie Ihre Hände und stellen Sie sich vor, daß sich der Bauch bei jedem Atemzug weitet. Dehnen Sie dabei nicht mit Gewalt die Bauchdecke, sondern arbeiten Sie mit der Konzentration auf Ihre Hände und mit der Vorstellung von einem Luftballon, der sich mit jedem Atemzug leicht erweitert. Ganz sanft wird der Bauchraum vergrößert, dehnt sich die Bauchdecke. Sie schaffen viel Platz für Ihr Baby. Der Atem fließt ruhig, so langsam wie möglich. Sanfte Musik hilft dabei. Atmen Sie eine ganze Weile so, bis sie das Gefühl haben, daß der Bauchraum sich optimal gedehnt hat. Nun stellen Sie sich vor, daß von oben ein breiter Lichtstrahl herabkommt und genau auf Ihren Bauch trifft. Mit der Einatmung saugen Sie aus diesem Lichtstrahl ganz viel Licht und Energie in Ihren Körper ein und verströmen dieses Licht mit der Ausatmung in Ihren Bauchraum.

Diese Übung ist eine wichtige Vorbereitung für die Wehenatmung.

Stellen Sie sich nun vor, wie Ihr Baby von Licht durchflutet ist, wie es im Licht badet und wie diese lebenspendende Energie Ihrem Kind wohltut und seine Entwicklung fördert. Ihr Baby wird das alles ganauso wahrnehmen. Es wird die Lichtenergie als Wärme, Liebe, Helligkeit und Freude empfinden.

Atmen Sie mehrere Minuten so, dann lassen Sie mit der Ausatmung das Licht nun nicht mehr nur in den Bauchraum, sondern in den gesamten Körper fließen. Spüren Sie, wie Sie sich immer mehr anfüllen mit Lichtenergie, wie es ganz leicht und hell in Ihnen wird.

Diese relativ leichte Übung wird Sie unglaublich entspannen, Sie mit Ruhe durchströmen und gleichzeitig mit viel Energie aufladen. Sie bringen sich dadurch in Verbindung mit dem göttlichen Urquell, mit dem kosmischen Energiestrom, der immer fließt. So wie wir das elektrische Licht erst durch den Lichtschalter aktivieren können, ist hier die Atmung der Aktivator. Die Atmung ist der Schlüssel zur Energieaufnahme. Und es ist Lichtenergie (Prana, Lebensenergien, wie die Inder sagen), die wir aufnehmen.

Anschließend werden Sie sich erfrischt fühlen, und eventuelle Schmerzen werden verschwunden oder zumindest stark abgeschwächt sein. Sie können diese Lichtenergie auch mit der Ausatmung direkt in schmerzende Bereiche Ihres Körpers fließen lassen. Es ist einen Versuch wert, sie werden staunen!

Vokal-Atmung

Eine ganz besondere Form der Atmung (nach Laser-Lasario) ist die Vokal-Atmung. Probieren Sie sie aus und lassen Sie sich von ihrer angenehmen, erfrischenden, aufbauenden, harmonisierenden und heilenden Wirkung überraschen.

Bevor Sie mit der Vokal-Atmung beginnen, sollten Sie eine Weile in der Yoga-Vollatmung atmen. Stellen Sie sich den Vokal, den Sie singen, bildlich vor, denn schon allein die Vorstellung eines Vokals löst im Körper Spannungen und Blockaden auf. Noch wirkungsvoller wird das ganze, wenn Sie sich das I und das E heiter vorstellen und bei O und U ernst bleiben.

Setzen Sie sich bequem, aber aufrecht hin. Atmen Sie nun langsam und tief in den Bauch ein, visualisieren Sie ein U und lassen mit der Ausatmung laut ein tiefes U ertönen. Singen Sie das U 3 mal und gehen Sie dann zum nächsten Vokal über usw. bis zum hohen I, das im Kopfbereich schwingt.

Über das Singen der Vokale wirken Sie auch harmonisierend auf die Energiezentren ein, und der Energiefluß kann wieder besser fließen.

Die verschiedenen Vokale wirken jeweils auf bestimmte Körperbereiche
U: Wirkt auf Magen, Unterbauch und Keimdrüsen. Regt die Verdauung stark an.
Ü: Wirkt in der Nierengegend.
O: Wirkt in den mittleren Brustbereich und in das Zwerchfell. Herzkranke sollten wegen der erhöhten Spannung diesen Vokal nicht singen, sonder lieber das
Ö: weil es sanfter ist und mehr im Rücken schwingt.
A: Wirkt im oberen Brustbereich und in den Lungenspitzen (gegen Tbc).
Ä: Seine Wirkung ist wohltuend, erfrischend und belebend.
E: Wirkt in den Halsbereich, Kehlkopf, auf die Schilddrüse. Hilft hervorragend bei Halsschmerzen.
I: Geeignet für Kopfbereich, Rachen und Nase. Hilft bei Kopfschmerzen und Ohrensausen sowie bei chronischem Nasen-Rachen-Katarrh; auch bei Depressionen, wenn Sie sich ein lustiges, heiteres I vorstellen.

Vor der Vokalatmung die Yoga-Vollatmung ausführen.

Wehensingen

Bei den meisten Frauen ist die Ausatmung wesentlich kürzer als die Einatmung, es sei denn, sie haben in irgendeiner Weise mit Gesang zu tun. Und genau das ist es, was ich Ihnen ans Herz legen möchte – singen Sie viel in der Schwangerschaft, besonders fröhliche Lieder. Sie werden merken, wie sich Ihre Stimmung verändert, was natürlich auch für das Baby wichtig ist, und wie Ihre Ausatmung länger wird. Das wirkt sich später positiv auf die Wehenatmung aus.

Mit »A« und »O« und »SA« und »PA« läßt sich herrlich stöhnen!

Ich übe in meinen Kursen mit den schwangeren Frauen das Wehensingen nach Dr. Leboyer, was allen immer wieder großen Spaß macht.

Das Wehensingen ist eine willkommene Abwechslung für die lange Zeit der konzentrierten Atmung während der Eröffnungsphase. Sie werden merken, wie Sie anschließend eine wesentlich verlängerte Ausatmung haben, wenn Sie wieder zur gewohnten Atemtechnik übergehen.

Manche Frauen bleiben auch ganz beim Wehensingen und singen sich regelrecht in Trance. Oftmals helfen sie damit auch anderen Frauen, die neben ihnen gebären und die dann mit einstimmen in das Singen. Manche Frauen meinen, daß sie vom Singen über eine längere Zeit einen trockenen Mund bekämen. In den meisten Kliniken gibt man den Frauen leider nichts zu trinken. Mit ein, zwei Schlückchen Wasser würde man den Frauen wirklich sehr helfen, und davon erbricht auch niemand.

Beim Wehensingen wird melodisch auf Vokale ausgeatmet, zum Beispiel auf »A«, auf »O«, aber auch auf »M«. Diese werden oft mit Konsonanten verbunden zu »Sa« und »Pa«. Versuchen Sie einmal, wie wunderbar sich die Tonleiter auf und ab mit einem »Sa-a-a« stöhnen läßt und wie gut das tut. Wichtig ist, daß Sie während des Singens den Mund weit öffnen, besonders beim »O« und »U«, da sich dadurch reflektorisch der gesamte Unterbauch und der Beckenboden entspannen und der Geburtskanal sich öffnet. Sie atmen nur in den Bauch ganz tief ein und lassen dann den Vokal langsam und laut aus dem geöffneten Mund strömen.

Zu Beginn einer Geburt ist es vorteilhaft, alle Vokale durchzugehen, weil sich dadurch die Energiezentren harmonisie-

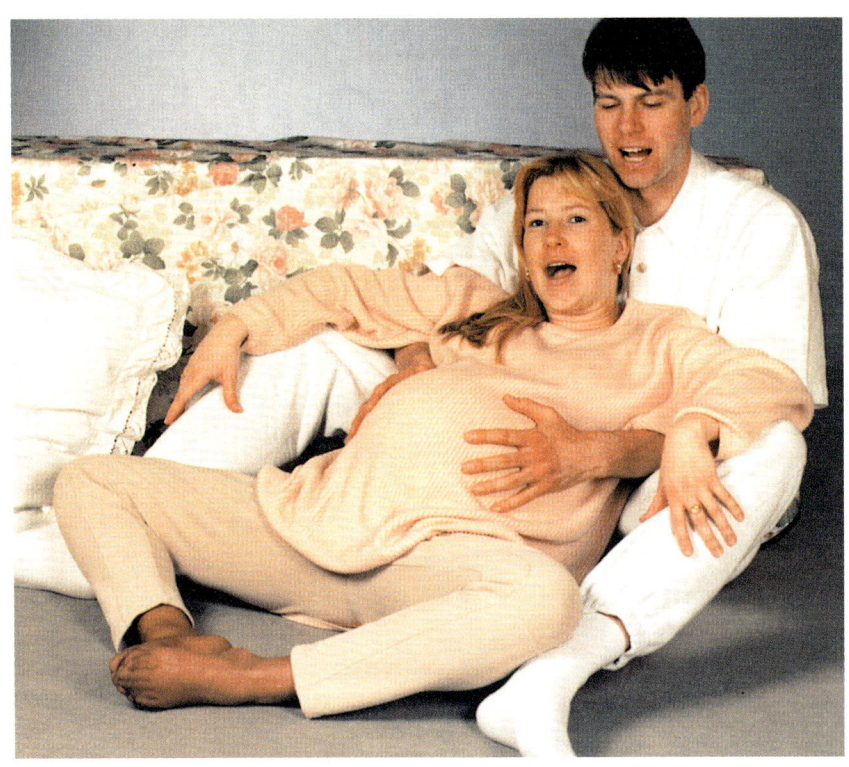

Beim Wehensingen wird melodisch auf Vokale ausgeatmet.

ren und sich auch Ihre Stimmung hebt. Gegen Ende der Geburt, wo sich alles auf den Beckenboden konzentriert, werden Sie möglicherweise die Vokale »O« und »U« vorziehen.

Das größte Hindernis, das Wehensingen auch tatsächlich bei der Geburt in der Klinik dann einzusetzen, liegt bei den Frauen selbst, weil viele sich nicht trauen, vor anderen zu singen.

Aber inzwischen ist das Wehensingen sehr beliebt geworden und auch schom

einigermaßen bekannt, so daß es für viele Kliniken nichts Ungewöhnliches mehr ist und von Geburtshelfern sogar begrüßt wird.

Die Technik des Wehensingens läßt sich natürlich nicht über das Buch vermitteln, und so empfehle ich allen, die sich näher damit befassen möchten, die hervorragende Musikkassette »Atmen und Singen« und das Video »Wellen des Lebens« von Frederik Leboyer (Kösel Verlag).

Entspannung

Mit ein bis zwei Atemzügen entspannen sie einer Welle gleich von Kopf bis zu den Füßen.

Eine Wehe kann man nur gut meistern, wenn man gelernt hat, in kürzester Zeit zu entspannen. Leider wird in den meisten Kursen nur eine Entspannung über 15 Minuten und länger gelehrt. Das ist zwar für die Schwangere angenehm und erholsam und sicherlich auch sehr wichtig, für die Geburtsarbeit aber wenig hilfreich. Die Wehenpausen dauern nämlich keine 15 Minuten, sondern meist 1 Minute und gegen Ende einer Geburt sogar nur etwa 10 Sekunden. Eine Frau, die nie gelernt hat, in so kurzer Zeit ihren Körper zu entspannen, wird bald völlig überfordert sein, weil die Art der Entspannung, die sie gelernt hat, hier nicht mehr funktioniert.

Deshalb ist es für den gesamten Geburtsverlauf außerordentlich wichtig, eine Entspannungstechnik zu erlernen, die es der Gebärenden ermöglicht, ihren Körper mit wenigen Atemzügen, gleichsam in einer Welle vom Kopf bis zu den Füßen, von oben nach unten ganz schnell zu entspannen. Gewöhnlich werden Entspannungsübungen von den Füßen her begonnen. Das wird auch in vielen geburtsvorbereitenden Kursen gelehrt. Ich halte

das für ziemlich unsinnig, weil während einer Geburt nach unten gearbeitet werden sollte, schon allein wegen der Psyche der Schwangeren. Wenn die Aufmerksamkeit auf die Abwärtsrichtung gelenkt ist, arbeitet man im Sinne der Geburt mit. Schließlich soll das Baby ja auf natürlichem Wege nach unten transportiert werden und zwischen den Beinen der Mutter ihren Körper verlassen. Eine Entspannungstechnik, die bei den Füßen beginnt und zum Kopf führt, wirkt diesem natürlichen Prozeß entgegen. Ich arbeite mit meinen schwangeren Frauen immer ableitend, d.h. vom Kopf beginnend zu den Füßen hin. Übrigens auch bei Kopfschmerzen wird man diese Technik wählen.

Es gibt zwei subtile Energien, *Anant Vayu* und *Apana Vayu*, die durch die Übungen während der Schwangerschaft vorbereitet werden und dann während der Entbindung verstärkt fließen. Sie tragen wesentlich dazu bei, auf der einen Seite den Geburtsschmerz zu lindern, indem Anant Vayu die Mutter in eine Art »Rauschzustand mit erhöhter Wahrnehmungsfähigkeit für die Erfordernisse der

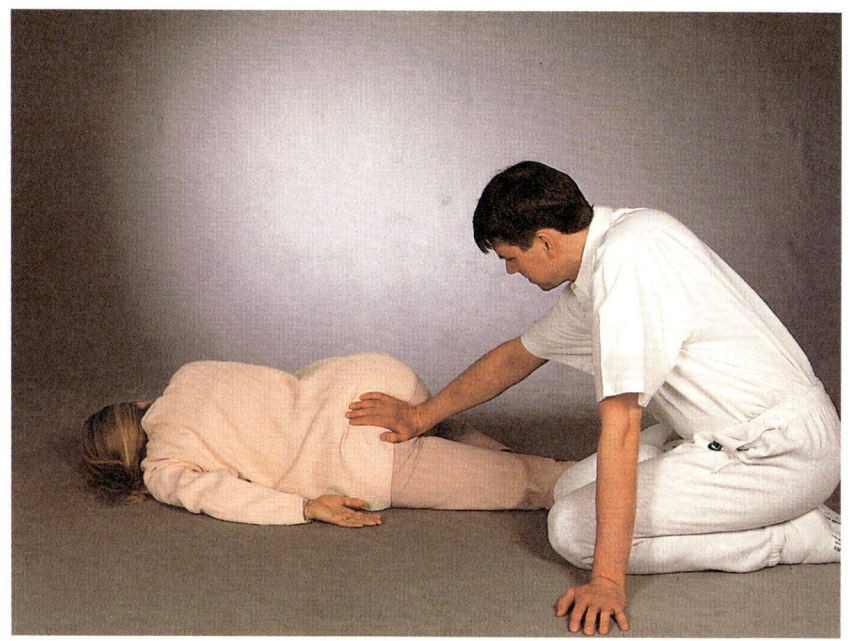

**Entspannung in
der Readschen
Seitlage.**

jeweiligen Situation« versetzt und andererseits Apana Vayu dafür sorgt, das Baby in den Geburtskanal hineinzuschieben. Ist die Gebärende in den Wehenpausen entspannt und atmet ruhig und gleichmäßig in gelernter Weise ihre Wehen, so unterstützt sie ihrerseits diese zwei natürlichen Energien in ihrem Körper und beschleunigt somit den gesamten Geburtsverlauf. Das Üben der Wehenatmung im Wechsel mit der Entspannung ist deshalb so wichtig, weil es Apana Vayu aufbaut.

Eine aufgeregte und ängstliche Mutter wird kaum entspannen können und arbeitet somit diesen Energien entgegen.

Sie behindert das Abwärtsströmen von Anant Vayu und bringt sich somit selbst um das wunderbare Erlebnis, die berauschende Wirkung von Anant Vayu zu spüren, diese Woge von Liebe und Glücksgefühl, die einen durchströmt und die ich auch selbst erleben durfte.

Üben Sie die Entspannung in einer bequemen Rückenlage oder in der Readschen Seitlage (siehe Abb.). Stellen Sie sich Ihren Entspannungsort vor, den es vielleicht nur in Ihrer Phantasie gibt (eine Waldlichtung, Blumenwiese, Berggipfel, Sandstrand, Wolke, Wasserbecken in der Natur usw. usf.). Sanfte Musik trägt zu-

Stellen Sie sich vor, wie der Wind sanft über Ihren Körper streicht und alle Unruhe und Angst mit sich fortnimmt.

sätzlich zur Entspannung bei. Auch für den Kreißsaal ist es angebracht, einen kleinen Kassettenrecorder mit Entspannungsmusik mitzunehmen.

Längere Entspannungsübung als Vorbereitung für die Kurzentspannung während der Wehenpausen:

Sie liegen also in bequemer Lage am Ort der Entspannung. Stellen Sie sich vor, wie das Licht der Sonne über sie fließt, sie förmlich mit einer Art Lichthülle umgibt. Diese Hülle schützt Sie vor allen negativen Einflüssen und Energien. Auch Worte und Gedanken sind Energien, sind Schwingungen, die einen Menschen verletzen können, besonders im feinstofflichen Bereich. Wenn Sie diese Lichthülle visualisieren, dann existiert sie wirklich und sie wird Sie schützen, auch im Kreißsaal.

Stellen Sie sich nun vor, wie ein sanfter Wind über Ihren Körper streicht und alle Unruhe, Streß und Ängste mit fortnimmt. Sie fühlen sich danach viel freier.

Der Wind streicht nun sanft über Ihre Stirn, Falten und Gedanken lösen sich auf. Er streicht über die Augen, Ihre Augen entspannen sich und sinken in ihre warmen Höhlen. Er streicht flächig über die Wangen, streicht über Ihren Hals. Das ganze Gesicht ist entspannt und lächelt.

Der Wind streicht sanft über Ihre Schultern und nimmt alle Päckchen mit fort, die man Ihnen aufgeladen hat oder die Sie sich selbst ständig neu aufladen. Ihre Schultern sind nun lockerer und freier. Er streicht über Ihre Arme, Oberarme, Unterarme, Hände und Finger – sie geben nach, werden locker. Er streicht über Ihren Körper, den Rücken (Sie haben ein Gefühl, als ob alle Rückenmuskeln zerfließen) und über den Brust- und Bauchbereich. Auch diese Körperabschnitte werden weich und locker. In Ihnen wird es weit und frei.

Der Wind streicht über Ihr Becken – das Gesäß löst die Anspannung und gibt nach. Der gesamte Wehenschmerz und alles, was Sie behindert, fließt nach unten ab in die Erde.

Er streicht über Ihre Beine, Oberschenkel, Unterschenkel und Füße, sogar über Ihre Fußsohlen. Die Beine geben nach, werden weich und die Füße kippen sanft nach außen.

Wenn Sie anfänglich Schwierigkeiten bei der Entspannung haben sollten, können sie jeweils die genannten Körperteile kurz anspannen und langsam wieder lösen – das kann eine große Hilfe sein. Mit fortschreitender Übung wird das aber nicht mehr nötig sein. Auch werden Sie dann nicht mehr über die einzelnen Körperteile streichen, weil das letztendlich viel zu lange dauert für die kurze Wehenpause.

Sie werden mit der Yoga-Vollatmung gelernt haben, wie eine Welle vom Kopf bis zu den Füßen in weniger als einer halben Minute zu entspannen, ja eigentlich mit 2 bis 3 Atemzügen, und die Ihnen eventuell verbleibende Zeit der Wehenpause dazu nutzen, in sich selbst diese wundervollen Energieströme wahrzunehmen, die warm und wohltuend durch Ihren Körper fließen und Sie glücklich machen. Und Sie werden wirklich spüren, wie Ihr Baby sanft nach unten geschoben wird.

Die Yoga-Vollatmung setzt sich, wie Sie bereits wissen, aus drei Einzelatmungen zusammen, nämlich der Bauchatmung, der unteren Flankenatmung und der oberen Flankenatmung (siehe Kapitel Atemübungen-Pranayama S. 67).

Legen Sie sich bequem in die Rückenlage und atmen Sie ganz langsam und ruhig in der Yoga-Vollatmung.

Stellen Sie sich vor, daß Ihr Bauch mit einer Lichtquelle im Himmel verbunden ist. Mit jeder Einatmung ziehen Sie Lichtenergie ein in Bauch – Brustkorb – Schlüsselbeingegend – Kopf und atmen ohne Pause langsam wieder aus, indem Sie sich zu Anfang der Übung erst auf Ihren Kopf – Stirn – Wangen – Hals und auf Ihre Schulter – Arme – Hände konzentrieren. Die eingeatmete Lichtenergie lassen Sie bewußt in diese Körperteile fließen und entspannen nacheinander Gesicht, Schultern und Arme. Danach atmen Sie wieder neu in der vorgeschriebenen Weise ein, verströmen die Energie nun in Kopf, Schulter, Arme, Bauch- und Beckenbereich. Ganz weit und hell wird es im Bauch, Ihr Baby ist von Lichtenergie durchflutet. Wieder atmen Sie in Yoga-Vollatmung ein, und ausatmend verströmen Sie die Energie in Kopf, Schultern, Arme, Bauch- und Beckenbereich, in die Beine und Füße.

Atmen Sie ein paarmal in dieser Weise, bis Sie sich daran gewöhnt haben. Dann versuchen Sie, nach der Yoga-Vollatmung sowohl den Kopf, Schulter, Arme und auch gleich den Bauch- und Beckenbereich zu durchströmen. Sie bleiben für einen Moment konzentriert bei Ihrem Baby, spüren wie der Wehenschmerz sich entweder im Licht auflöst oder nach unten in die Erde sinkt und atmen dann mit der nächsten Ausatmung bis hinunter in die Beine und Füße.

Wenn Sie die Yoga-Vollatmung in dieser Weise üben, werden Sie sich sehr schnell an diesen sehr wohltuenden Rhythmus gewöhnen.

Überfordern Sie sich nicht. Machen Sie nichts mit Gewalt. Im Laufe der Zeit gewöhnen Sie sich an das Atmen in der Yoga-Vollatmung, so daß eine Teilent-

Während der Yoga-Vollatmung (Seite 68) atmen Sie Lichtenergie ein und lassen diese bewußt vom Kopf bis zu den Füßen fließen.

spannung wie wir sie soeben noch geübt haben, nicht mehr nötig sein wird. Sie werden dann nach der Einatmung die eingeatmete Lichtenergie wie eine Welle ausatmend vom Kopf durchgehend bis zu den Füßen fließen lassen und nacheinander alle Körperteile entspannen. 2 bis 3 solcher Atemzüge, und Sie sind nicht nur völlig entspannt, Sie fühlen sich sogar topfit für die nächste Wehe, sind voll unglaublicher Energie, und das bis zum Ende der Entbindung.

Stellen Sie sich bei der Ausatmung bildlich vor, wie Sie Ihr Baby langsam nach unten zum Beckenboden schieben.

Die meisten Frauen, die sich mir anvertraut haben, sind nach der Geburt so frisch und voller Energie, daß sie nach Hause gehen könnten oder Kraft »zum Bäume ausreißen« verspüren.

Wenn die Wehenarbeit schon weit fortgeschritten ist, können Sie noch etwas tun: Sie stellen sich bei der Ausatmung vor, wie eine Welle von Energie Ihr Baby ergreift, es sanft nach unten befördert und aus Ihnen herausfließen läßt. Das beschleunigt die Geburt.

Sie können auch zwischendurch immer wieder einmal Ihre Energiehülle (Aura) aufladen, indem Sie die Lichtenergie nicht nur durch den Körper strömen lassen, sondern auch durch die Poren hinaus in Ihre Lichthülle.

Das alles ist möglich, wenn man mit der Technik der Entspannung ganz vertraut ist, und das sollten Sie sein. Die Licht-

energie, die Sie durch Ihren Körper und aus Ihrem Körper heraus in die Lichthülle strömen lassen, läßt sich übrigens mit empfindlichen Meßgeräten inzwischen nachweisen. Die Zellspannung ist danach wesentlich höher.

Hellsichtige Menschen können das Licht in der Aura der Menschen wahrnehmen. Ich selbst kann nur sagen, daß die Frauen nach solchen Übungen wunderschön aussehen und förmlich leuchten.

Vor einigen Jahren habe ich im Feed Back Musikverlag (D-33449 Langenberg) neben einer Reihe meditativer Kassetten auch eine besprochene Kassette mit Anleitungen für die Wehenatmung und Entspannung unter dem Titel »Die Geburt – Ein Fest« herausgegeben, die von sanfter Musik begleitet wird und sich inzwischen großer Beliebtheit erfreut.

Die Instrumental-Musikkassetten »Sound of Mystiv Light« (1 und 2) sowie »Sea of Joy« eignen sich hervorragend sowohl zur Entspannung als auch für die Wehenatmung.

Wehenatmung

Das Schwierigste an einer Entbindung ist die lange Dauer der Eröffnungsphase der Wehen. Anfangs sind die Wehen noch recht schwach, aber rasch nehmen sie an Intensität zu, und die Schmerzen werden heftiger. Das beste, was Sie tun können, ist, sich voll auf sie zu konzentrieren, und das von Anfang an. Wenn Sie spüren, daß eine Wehe kommt, halten Sie in der Arbeit inne, die Sie gerade verrichten, und Sie atmen ganz konzentriert in den Bauch, ganz gleich, ob Sie gerade stehen, sitzen oder liegen. So gewöhnen sie sich an die Wehen und ihren Rhythmus und können sich ideal an die wachsende Intensität der Wehen anpassen. Die Senkwehen, die etwa 4 Wochen vorher auftreten, sind dafür eine gute Übungsmöglichkeit.

Wenn Sie die Wehenatmung nun zu Hause in der Schwangerschaft üben – und das sollten Sie unbedingt täglich tun! –, läßt sich das hervorragend in der Stellung tun, die in der Bauchatmung beschrieben wurde:

Rückenlage, erhöhter Oberkörper, Knie angebeugt und Fußsohlen aneinandergelegt.

Die Atemtechnik paßt sich dem Intensitätsgrad der Wehen an, d.h. sie wird zu Beginn des Geburtsvorgangs anders sein als bei vorgeschrittenem Geburtsverlauf, und wieder anders gegen Ende der Geburt. Wichtig ist, daß Sie extrem langsam atmen. Wir üben mit ca. 3 Atemzügen pro Minute in der Schwangerschaft, um dann später mit den richtigen Wehen gut umgehen zu können. Sie werden bei fortgeschrittener Geburt dann unter Umständen 5 bis 6 Atemzüge brauchen, und das ist völlig in Ordnung. Aber wenn Sie jetzt ohne Wehenschmerzen schon soviele Atemzüge benötigen, werden Sie nachher bei den starken Wehen nur noch nach Luft japsen und hoffen, daß die Wehe bald vorbei ist. Deswegen ist es unumgänglich, sich rechtzeitig an diesen extrem langsamen Atemrhythmus zu gewöhnen, und zwar nicht mit Gewalt, sondern durch tägliches Üben und langsames darauf Einstellen. Außerdem können Sie für sich selbst und auch für Ihr Baby nichts Besseres tun. Denn dadurch werden die Geburtsorgane intensiv durchblutet und auf die Geburt vorbereitet, der gesamte Geburtsverlauf wird so wesentlich kürzer

Die Wehenatmung sollten Sie schon während der Schwangerschaft üben.

und schmerzärmer sein. Lassen Sie Ihren Partner auf die Uhr sehen und die sogenannte »Halbzeit« einer Wehe ansagen, die etwa bei 30 Sekunden liegt. Eine Wehe dauert etwa 40 bis 80 Sekunden. Auf diese Weise ist es auch einfacher, die Atemzüge einzuteilen.

Atmen Sie anfangs möglichst nur durch die Nase, weil Sie so viel langsamer atmen. Legen sie auch Ihre Hände auf den Bauch oder lassen Sie Ihren Partner die Hände auf Ihren Bauch legen. Das sollten Sie auch schon während des Übens in der Schwangerschaft tun, weil Ihr Baby sehr gut die Energien unterscheiden kann. So ist ihm die väterliche Energie während der Geburt dann ganz vertraut und nichts Fremdes mehr.

Technik der Wehenatmung für leichte Wehen zu Beginn einer Geburt

Wichtig für die Wehenatmung ist die Konzentration auf den Beckenboden. Sie müssen sich richtig vorstellen, wie Ihr Baby langsam aus Ihnen herausfließt. Und noch etwas ist wichtig: Atmen Sie so oft wie möglich auf »O« aus, und öffnen Sie dabei den Mund weit. Zwischen Mund und Muttermund besteht eine reflektorische Verbindung. Öffnen Sie den Mund, öffnet sich gleichzeitig auch Ihr Muttermund. Das funktioniert aber nur während des Geburtsverlaufs. In der Schwanger-

Ausatmen, langsam in den Bauch einatmen, ausatmen, tief in den Bauch einatmen, ein, aus …

schaft hat das nur insofern einen Einfluß, daß dadurch die Geburtsorgane entspannt und durchblutet werden.

Die Wehe beginnt: Sie konzentrieren sich auf den Beckenboden, atmen aus und stellen sich vor, wie Ihr Beckenboden sich öffnet. Dann atmen Sie sanft in den Bauch ein, spüren wie er sich weitet und wie Ihr Baby viel Platz bekommt, Sie atmen aus (entweder durch die Nase oder auf »O«) und beginnen sofort wieder mit einer neuen Einatmung. Geben sie der Versuchung nicht nach, zwischenzuatmen, sonst kommen Sie aus dem Rhythmus. Atmen Sie nun tief in den Bauch ein, so langsam und so intensiv wie möglich, die Wehe ist nun auf ihrem Höhepunkt – und anschließend genauso langsam wieder aus.

Beginnen Sie sofort wieder mit einer neuen tiefen Einatmung, so lange und so intensiv wie möglich, um dann wieder genauso langsam auszuatmen. Bei jeder Ausatmung stellen Sie sich vor, wie etwas aus Ihrem Körper durch den Beckenboden hinausfließt. Diese Vorstellung ist ungemein hilfreich und verkürzt den gesamten Geburtsverlauf. So atmen Sie weiter, bis die Wehe vorüber ist.

Sie werden feststellen, daß die Ausatmung wesentlich kürzer ist als die Einatmung. Das ist bei den meisten Menschen so, es sei denn, sie haben aktiv mit Singen zu tun.

> Ich empfehle den schwangeren Frauen in meinen Kursen, zu Hause viel zu singen – fröhliche Lieder. Das hat auch noch den Vorteil, daß Sie sich gut fühlen, und wenn Sie sich gut fühlen, dann geht es auch Ihrem Baby gut. Das Baby hat an all Ihren Gemütszuständen großen Anteil. Auch das Wehensingen nach Frederik Leboyer,(siehe Seite 76/77) ist eine großartige Hilfe.

Technik der Wehenatmung für den fortgeschrittenen Geburtsverlauf

Die Wehenstärke hat nun sehr an Intensität zugenommen. Sie lassen bei der Atmung jetzt das anfängliche Ausatmen weg und beginnen gleich mit der sanften Einatmung in den Bauch. Alles andere bleibt gleich. Sie atmen danach wieder intensiv und langsam in den Bauch und stellen sich vor, wie Ihr Bauch immer weiter wird und das Baby viel Platz bekommt. Ausatmend konzentrieren Sie sich auf den Beckenboden und stellen sich vor, wie es aus Ihnen herausgleitet. Oft ist es hilfreich, sich dabei eine Welle von Wasser vorzustellen, die sanft herausfließt. (Falls Sie sich für eine Wassergeburt entschieden haben, ist es wunderbar, in dieser Weise zu arbeiten).

Lassen Sie sich auch weiterhin die »Halbzeit« der Wehen ansagen. Sie werden merken, wie hilfreich das ist. Sie können sich gar nicht vorstellen, wie lang eine Wehe sein kann, wenn man Schmerzen hat; sie ist eine richtige »Kaugummi-Wehe«, wie ich immer sage, nämlich unendlich lang. Wenn Sie wissen, daß Sie die Hälfte bereits hinter sich haben, atmen Sie die zweite Hälfte wesentlich leichter. Es kommt Ihnen nicht mehr so lang vor.

Technik der Wehenatmung für starke Wehen gegen Ende einer Geburt

Nun kommen die Wehen mit großer Intensität und in sehr kurzen Abständen, oft schon nach 10 Sekunden Pause.

Sie atmen nun sofort ganz intensiv und tief und langsam in den Bauch hinein. Wenn es Ihnen hilft, schnappen Sie hier noch einmal nach Luft durch Mund oder Nase und halten den Atem für eine Weile an, bevor Sie mit der Ausatmung beginnen. Üben Sie zu Hause beides, denn Sie können jetzt noch nicht wissen, wie Sie letztendlich bei der Geburt atmen werden. Dies sind Möglichkeiten, den Fluß intensiver Ein- und Ausatmung zu verändern, wenn Sie es als angenehmer emp-

Atmen Sie nun ohne Pausen sofort tief in den Bauch ein und aus, bis die Wehe vorüber ist.

finden – sie haben sich im Laufe meiner Arbeit mit Schwangeren bewährt.

So atmen sie langsam tief ein und aus, entweder ganz ohne Unterbrechung oder wie oben erwähnt, jedoch ohne Pause zwischen Ausatmung und neuer Einatmung, bis die Wehe vorbei ist.

Wenn Sie in eine Art *Hyperventilation* kommen, was bei jeder angewandten Atemtechnik geschehen kann, aber relativ selten ist (nur 2 Frauen in 10 Jahren bei meinen Kursen!), dann lassen Sie sich nicht von Panik überwältigen. Das Verkrampfen der Hände und Arme zeigt Ihnen eigentlich nur an, daß Sie jetzt an einer inneren Blockade (die vielleicht uralt ist) angekommen sind, die den Energiefluß in Ihnen behindert.

Blockaden können beseitigt werden.

Ich sage den schwangeren Frauen in dem Fall »Freut euch, wenn soetwas geschieht, denn dadurch habt Ihr die Chance, diese Blockade für immer zu beseitigen!«

Durch meine Erfahrungen im Rebirthing-Atmen (siehe S. 94) weiß ich, daß die Blockade sich über kurz oder lang (in 10 bis 20 Minuten) meist von alleine auflöst, wenn man ruhig weiteratmet, Ein- und Ausatmung fließend miteinander verbindet und ab und zu einen sehr tiefen Atemzug mit der Yoga-Vollatmung dazwischenatmet; dabei wird ganz bewußt die Energie in die betroffenen Glieder geleitet, und diese entspannen sich.

Der Versuch lohnt sich, denn anschließend kann die Energie mit einer solchen Kraft durch den Körper fließen, daß es Sie nicht nur sehr glücklich machen wird, sondern Sie werden in sich auch eine nie gekannte Helligkeit und Leichtigkeit wahrnehmen. Und wer weiß, vielleicht haben Sie gerade in diesem Moment Ihr eigenes Geburtstrauma aufgelöst und werden dieses nicht an Ihr Kind weitergeben. Übrigens kann der Partner mit Arm- und Handmassagen hier den Entspannungsprozeß sehr wirkungsvoll unterstützen.

Ich selbst lehre die *20 verbundenen Atemzüge* in meinen Kursen (sie wurden bei den Atemübungen auf Seite 72 behandelt), weil sie unglaublich wohltuend sind. Aber ich biete diese Technik im allgemeinen in meinen Kursen selten für die Entbindungsarbeit an (obwohl sie sicher eine der besten Methoden überhaupt ist), aus dem einzigen Grund, weil das begleitende Klinikpersonal in dieser speziellen Technik meistens nicht geschult ist und den Frauen daher keine Hilfe leisten kann. Doch das wird sich in absehbarer Zeit sicherlich ändern, weil Rebirthing immer bekannter und beliebter wird.

Wenn ich bedenke, was ich vor 20 Jahren in meinen Kursen lehren konnte, und was heute alles möglich ist, da liegen ganze Welten dazwischen!

Ich habe immer versucht, neue Methoden, die ich für gut und machbar befand, in den hiesigen Kliniken und auch dort, wo ich Seminare abhalte, einzuführen. Vorsichtig war ich stets bei der Vermittlung von neuen Techniken, welche die Frauen in Schwierigkeiten bringen könnten, weil sie für die Kliniken einfach noch zu ungewöhnlich sind. Alles braucht seine Zeit und vor allem mutige Frauen, die als Pioniere neue Techniken in die Kliniken tragen und auf diese Weise durch sich selbst beweisen, daß das Neue wundervoll funktioniert. Das ist der beste Weg. Und manches gehört auch nicht unbedingt in eine große Klinik, sondern eher in den intimen Rahmen einer Hausgeburt oder in ein Geburtshaus.

Für eine Erstgebärende ist eine gute Begleitung während der Geburt durch Partner, Hebamme und Arzt sehr wichtig. Einer Frau, die ihr drittes Kind bekommt, biete ich auf Wunsch auch besondere Techniken an. Diese Frauen sind dann die Pioniere, von denen ich gerade gesprochen habe, und ebnen die Wege für all die vielen nachfolgenden Frauen.

Welche Atemtechnik man letztendlich auch für sich wählt, wichtig ist auf jeden Fall ein gleichmäßiges, tiefes Ein- und Ausatmen mit Konzentration auf den sich vergrößernden Bauchraum bei der Einatmung und auf das Fließen durch den Beckenboden nach draußen bei der Ausatmung. So werden Sie die Geburt nicht behindern. Im Gegenteil, Sie arbeiten mit Ihrem Körper zusammen und versorgen sich selbst und das Baby maximal mit Sauerstoff.

Durch die intensive Konzentration auf die Wehenarbeit, verkürzt sich scheinbar auch die Dauer der einzelnen Wehen. Wir haben festgestellt, daß bei eventuellen Komplikationen, die bei jeder Entbindung auftreten können, die Babys der Frauen aus meinen Kursen bis zu einer Stunde länger durchhalten (während andere Babys längst geholt werden müssen), weil durch die gute Sauerstoffversorgung die Herztöne der Babys in Ordnung sind. Tatsache ist auch, daß diese Atemtechnik, verbunden mit der entsprechenden Entspannung während der Wehenpausen, die gesamte Entbindung um ein Wesentliches verkürzt. Die meisten der sich mir anvertrauenden Frauen, auch die Erstgebärenden, entbinden mit durchschnittlich 3 bis 4 Stunden Klinikaufenthalt. Bei den Mehrgebärenden sind 1-2 Stunden normal. Vielen geht es viel zu schnell, und sie meinen dann nachher, sie hätten nur einen Bruchteil von dem anwenden können, was sie gelernt haben, weil das Baby so schnell da war.

Gleichmäßiges Atmen versorgt das Baby mit Sauerstoff.

In Rückenlage, die Beine angewinkelt, drücken Sie das Steißbein herunter und rollen mit Druck bis zum Hohlkreuz ab. Dann locker lassen und tief einatmen.

Sind zum Beispiel die Schmerzen im Kreuzbeinbereich außerordentlich groß, gibt es noch eine weitere Möglichkeit, außer den Massagegriffen, die noch behandelt werden sollen:

Sie liegen in Rückenlage, Beine angestellt (Knie und Füße weit auseinandergestellt) und atmen ganz tief, wie gelernt, in den Bauch zu Beginn der Wehe ein. Wenn Sie jetzt ausatmen, konzentrieren Sie sich auf das Ende Ihrer Wirbelsäule, drücken das Steißbein nach unten und rollen nun unter Druck über das Kreuzbein zum Hohlkreuz. Dann wieder locker lassen und in die gewohnte Einatmung gehen, um bei der nächsten Ausatmung wieder vom Steißbein mit Druck auf die Unterlage über das Kreuzbein zum Hohlkreuz abzurollen usw. Probieren Sie es zu Hause aus. Es ist auch eine sehr angenehme Übung gegen Kreuzschmerzen an sich und während der Monatsblutung.

Üben Sie die eben beschriebenen Atemtechniken in ihren verschiedenen Variationen zu Hause auch in der *Readschen Seitlage*:

Das untere Bein ist ausgestreckt, das Knie des oberen Beines ziehen Sie hoch in Richtung Kopf. So liegen Ihre Beine sehr entspannt. Sie können auch ein Kissen unter das angewinkelte Knie legen. Der untere Arm liegt entweder am Boden hinter Ihrem Körper, oder sie haben ihn angewinkelt unter Ihren Kopf geschoben. Der obere Arm liegt vor Ihnen auf dem Boden. Finden Sie die für Sie richtige Stellung heraus, aber übernehmen Sie nicht eine angeblich bequeme Stellung aus Büchern oder Kursen, wenn diese für Sie unbequem ist. Kuscheln Sie sich an den Boden. Vielen Frauen fällt die Atmung in dieser Stellung wesentlich leichter als in Rückenlage, wo das Baby durch Druck auf den Ischiasnerv ein entspanntes Liegen oft völlig unmöglich macht.

In der Seitlage ist es auch für Ihren Partner viel leichter, Ihnen mit gezielten Massagegriffen die oft starken Schmerzen im Kreuzbeinbereich spürbar zu lindern. Auf diese wirkungsvollen Massagegriffe werden wir später noch zu sprechen kommen.

Auch in der Schwangerschaft ist eine Massage durch den Partner im Kreuzbeinbereich angenehm. Allerdings sollte der Partner die Griffe hier ganz besonders sanft ausführen.

Wichtig ist auf alle Fälle das Training der Wehenatmung. Je früher Sie damit anfangen, desto besser. Sie sollten sie wie im Schlaf beherrschen. Und es hat im Laufe der vielen Jahre meiner Arbeit mit Schwangeren wirklich an die 20 Frauen gegeben, die ihre Entbindung im wahrsten Sinne des Wortes »verschlafen« haben. Sie haben so intensiv geatmet und in den Wehenpausen völlig entspannt, daß sie eingeschlafen sind, wie im Traum weitergeatmet haben und zur völligen Überraschung des Klinikpersonals erst zu den Preßwehen aufgewacht sind.

Das Üben lohnt sich, aber Sie sollten sich nicht darauf verlassen, zu diesen begnadeten Frauen zu gehören. Fast immer ist eine Geburt harte Arbeit und trotz der erlernten Techniken und der hochentwickelten Medizin oft nicht »die einfachste Sache der Welt«. Und es kann auch immer wieder zu unvorhersehbaren Komplikationen kommen. Zum Beispiel kann das Baby sich in letzter Minute noch anders drehen.

Es gibt viele Dinge, die niemand vorhersehen kann und die eine Geburt verzögern. Alles liegt letztendlich in Gottes Hand – heißt es. Jedoch mit gezielter und optimaler Geburtsvorbereitung können Streß und Anspannung verringert, Ängste gelöst und Techniken erlernt werden, mit deren Hilfe die Geburt zu einem wunderbaren und unvergeßlichen Erlebnis

wird – was sie eigentlich immer sollte, und was das Ziel meiner Arbeit ist.

Die mir anvertrauten Frauen entbinden fast alle ohne künstliche Wehenmittel und ohne jegliche Schmerzmittel. Wenn sich aber eine Entbindung aus irgendwelchen Gründen länger als normal hinziehen sollte, Ihre Kräfte sehr stark nachgelassen haben und Sie beginnen, sich zu verkrampfen, sollten Sie unbedingt mit Ihrem Arzt und der Hebamme über eventuelle medikamentöse Hilfen (u.U. auch Peridoralanästhesie) sprechen. Denn wenn Sie anfangen, sich zu verspannen und zu verkrampfen, dann blockieren und behindern Sie den gesamten weiteren Geburtsverlauf und verzögern ihn unnötig.

Üben Sie die Wehenatmungs- und Entspannungstechnik, bis Sie sie wie im Schlaf beherrschen, und gehen Sie dann ganz unvoreingenommen und offen für alles, was nun auf Sie zukommen wird, in die Klinik. Halten Sie sich nicht an Ihren starren Vorstellungen vom Ablauf dieser Geburt fest, sondern seien Sie flexibel und nehmen Sie es an, wie es kommt. Wie gesagt, letztendlich liegt jede Geburt in Gottes Hand, und nichts, was geschieht, ist Zufall.

Ich habe mir einmal Gedanken darüber gemacht, warum manche Babys

Wichtig: Gehen Sie ohne eine feste Vorstellung vom Geburtsverlauf in die Klinik! Seien Sie ganz offen für alles, was kommt.

89

Sanft einatmen und ausatmen, tief einatmen und - wenn möglich - den Atem etwas anhalten, dann ausatmen usw., bis die Wehe vorüber ist.

schon bei der Geburt so hart kämpfen müssen, um auf diese Welt zu kommen, und andere Babys ihre Geburt glatt verschlafen. Ich denke, daß Kinder, die bei der Geburt hart kämpfen müssen, hier schon ganz andere Energien freisetzen. Energien, die sie vielleicht später in ihrem Leben einmal brauchen, was wiederum nicht heißen soll, daß dieses Baby im späteren Leben ein Kämpfer werden wird. Aber mit Sicherheit wird es in seinem Leben eine ganz andere Art von Energie brauchen und umsetzen, als ein Baby, das ganz sanft geboren wird. Beide können später den gleichen Job haben, z.B. Politiker sein. Der eine wird sehr viel Durchsetzungsvermögen und Kämpfergeist benötigen, der andere ist wegen seiner ruhigen und ausgleichenden Fähigkeiten

der richtige Mann, die richtige Frau in dieser Position. So ist auch, glaube ich, der Verlauf der Geburt kein Zufall, sondern schon eine Art Vorbereitung auf das kommende Leben.

Es gibt noch viele spirituelle Gesichtspunkte, die zu erläutern hier zu weit führen würde. Auf jeden Fall ist eine Entbindung, wie immer sie verlaufen mag, auch eine tiefgehende Erfahrung für die Mutter. Sie lernt ihren Körper intensiv kennen und mit ihm zusammenzuarbeiten. Sie erkennt ihre Grenzen und lernt, sie zu erweitern, und sie erfährt die wundervolle Arbeit der Schöpfung eines neuen Lebens durch sich selbst. Jede Geburt ist ein großes Wunder und etwas Heiliges, aber auch ein großer Lehrmeister für alle Beteiligten.

Wehenatmung und Entspannung im Wechsel

Leichte Wehentätigkeit zu Anfang der Geburt

Eine Wehe beginnt: Atmen Sie langsam auf »O« aus und konzentrieren Sie sich auf den Beckenboden, langsam und sanft in den Bauch atmen, sich vorstellen, wie sie Licht einatmen und das Licht Ihren Bauchraum immer mehr ausfüllt. Ohne Pause genauso langsam wieder ausatmen, Beckenboden öffnen, fließen lassen.

Ohne Pause sofort wieder neu, jetzt aber tief in den Bauchraum einatmen, bis Sie das Gefühl haben, es geht nicht weiter, dann wieder langsam ausatmen und sofort mit der nächsten Einatmung tief in den Bauch hinein beginnen, bis es nicht mehr weiter geht (das Licht erweitert den Bauchraum immer mehr), und gleich wieder in die Ausatmung gehen und das Licht nach unten fließen lassen, Beckenboden öffnen usw. bis die Wehe vorüber ist.

Wehenpause: Sie atmen langsam und harmonisch in der Yoga-Vollatmung ganz viel Lichtenergie ein und verströmen diese Energie ausatmend in den Körper, indem Sie bewußt alle Muskeln loslassen. Dann beginnen Sie mit der teilweisen Entspannung:

Yoga-Vollatmung einatmen und ausatmend Lichtenergie im Kopfbereich (Stirn – Augen – Wangen – Hals) und in Schulter – Arme – Hände fließen lassen. Dabei bewußt alle genannten Körperteile locker lassen.

Yoga-Vollatmung einatmen und ausatmend Lichtenergie im Kopfbereich, Schulter – Arme – Hände, Brust- und Bauchbereich fließen lassen. Ihr Baby ist von Licht durchflutet.

Yoga-Vollatmung einatmen und ausatmend Lichtenergie im Kopfbereich, Schulter – Arme – Hände, Brustbereich, Bauchbereich und in den Beckenbereich fließen lassen. Jeglicher Wehenschmerz löst sich auf im Licht oder sinkt nach unten weg in die Erde.

Yoga-Vollatmung einatmen und ausatmend Lichtenergie im Kopfbereich, Schulter – Arme – Hände, Brustbereich, Bauchbereich, Beckenbereich und in die Beine und Füße fließen lassen.

Wehenschmerz löst sich auf im Licht oder sinkt nach unten in die Erde.

91

Yoga-Vollatmung einatmen und ausatmend Lichtenergie noch einmal im gesamten Körper von Kopf bis zu den Füßen verströmen und durch die Poren nach außen in Ihre Lichthülle.

Läßt die nächste Wehe noch auf sich warten, fühlen Sie in sich hinein und erleben Sie das Abenteuer der Geburt in Ihrem Körper.

Atmen Sie für einen längeren Zeitraum in dieser Weise die Wehenatmung und die Entspannung mit der Yoga-Vollatmung, solange die Wehenpausen noch relativ lang sind und die Wehenstärke noch nicht so intensiv ist.

Ausatmend fließt Ihr Baby, wie auf einer Wasserwelle reitend, aus Ihnen heraus.

Fortgeschrittene Wehentätigkeit

Eine Wehe beginnt: Sie atmen nun sanft Lichtenergie in den Bauch ein und ohne Pause genauso sanft und gemächlich wieder aus, indem Sie die Lichtenergie ins Becken und in die Beine strömen lassen. Ohne Pause sofort eine neue Einatmung beginnen, tief in den Bauchraum hinein, bis es nicht mehr weitergeht, dann langsam wieder ausatmen und die Energie fließen lassen in Beckenbereich und Beine, Beckenboden öffnen. Sofort mit einer neuen Einatmung beginnen, tief in den Bauch, soweit es geht – eventuell nach Luft schnappen durch Mund oder Nase und den Atem etwas anhalten – und

wieder langsam ausatmend die Energie in Becken und Beine fließen lassen (Beckenboden öffnen) usw. usf. – bis die Wehe beendet ist.

Wehenpause: Atmen Sie in der Yoga-Vollatmung ganz langsam Lichtenergie ein und verströmen Sie diese ausatmend im ganzen Körper, den Sie bewußt locker lassen. Yoga-Vollatmung und ausatmend die Energie verströmen im Kopf, Schulter – Arme – Hände, Brust- und Bauchbereich. Ihr Baby ist von Licht durchflutet. Yoga-Vollatmung und ausatmend die Energie strömen lassen vom Kopf bis zu den Füßen, den Körper dabei völlig entspannen und die Muskeln zerfließen lassen.

Wenn die Wehenpause es zuläßt, ab und zu die Lichthülle mit Energie auffüllen und in sich selbst hineinfühlen, genießen.

Starke Wehentätigkeit gegen Ende der Geburt

Eine Wehe beginnt: Sie atmen nun sofort langsam und tief Lichtenergie in den Bauchraum ein, bis es nicht mehr weiter geht (halten etwas den Atem an, wenn Sie möchten, aber nicht lange, weil sonst die Sauerstoffzufuhr für das Baby unterbrochen ist) und atmen genauso langsam wieder auf »O« aus, so oft es Ihnen möglich ist. Dabei stellen Sie sich vor, wie Ihr Baby auf einer Welle von Energie (oder Wasser) durch Ihren Beckenboden nach außen fließt. Sofort wieder neu tief einatmen und ausatmend das Baby erneut herausfließen sehen, usw... bis die Wehe wieder beendet ist. Dadurch lösen Sie sich auch seelisch von Ihrem Baby und geben es frei.

Ich habe öfter erlebt, daß eine Geburt plötzlich stockte, einfach nicht weiterging, weil die Mutter sich noch nicht von ihrem Baby trennen mochte, besonders wenn die Schwangerschaft so schön und beglückend war. In dem Moment, wenn die Mutter den inneren Ablösungsprozeß vollzogen hatte, ging auch der Geburtsverlauf voran, und innerhalb kürzester Zeit wurde das Baby dann geboren. Unsere Psyche ist mächtig!

Wehenpause: Nun ist die Wehenpause extrem kurz. Manchmal nur 5 Sekunden lang, gerade Zeit genug, um einmal tief Lichtenergie mit der Yoga-Vollatmung zu atmen und diese Energie dann von Kopf zu den Füßen im gesamten Körper verströmen zu lassen.

Die Kürze der Pause ist auch der Grund, warum ich diesen einen tiefen Atemzug mit Verströmen der Lichtenergie in den ganzen Körper an den Anfang der Entspannung setze, bevor die Teilentspannung beginnt. Weil Sie sich somit auch bei überraschend kurzer Pause mit diesem einen Atemzug völlig regenerieren können, denn diese Atemtechnik

schließt Sie an den ständig fließenden kosmischen Energiestrom an. So wie sie einen Lichtschalter einschalten müssen, um das elektrische Licht nutzen zu können, so ist unsere Atmung der Lichtschalter bzw. der Schlüssel zur Nutzung der kosmischen Energie, der Lebensenergie, Prana – wie die Inder sagen.

Im Grunde genommen nehmen wir mit jedem Atemzug Lichtenergie, Lebensenergie auf, aber die Atmung der meisten Menschen bei uns ist inzwischen derart flach, daß die aufgenommene Lebensenergie gerade zum Vegetieren, also eben noch zum Überleben ausreicht. Konzentrieren wir uns auf den Atemfluß der Yoga-Vollatmung und visionalisieren Lichtenergie, so potenziert sich die Aufnahme von Lebensenergie auf das 100-, ja sogar 1000fache.

Während der gesamten Geburt sind Sie sozusagen angeschlossen an den kosmischen Energiestrom, an die göttliche Energie. Es ist nun diese kosmisch-göttliche Kraft, die durch Ihren Körper hindurchfließt und wirkt und die Entbindung leitet – in harmonischem Einklag mit Ihnen selbst.

Es ist eine der größten Erfahrungen in meinem Leben gewesen, diese mächtige göttliche Kraft in mir zu spüren, mich ihr völlig anzuvertrauen und mich von ihr tragen zu lassen.

Durch den entspannten Atemrhythmus lösen sich Gefühlsstaus auf.

93

Rebirthing-Atmung

Vor über 20 Jahren entwickelte Leonard Orr die Technik des Rebirthing. Inzwischen ist sie auf der ganzen Welt verbreitet und erfreut sich immer größerer Beliebtheit, weil es eine ganzheitlich auf Körper, Seele und Geist wirkende Heilmethode ist.

Vorprogrammieren der Geburt durch bildliches Vorstellen.

Oft wird Rebirthing verwechselt mit der Reinkarnationstherapie, wobei jedoch diese Atemtechnik von Therapeuten u.a. auch für Rückführungen benutzt werden kann und auch wird.

Mit Hilfe der Technik der Rebirthing-Atmung werden durch bewußt energetisches und entspanntes Atmen alte negative Konditionierungen, die das freie Fließen der Lebensenergie blockieren, aufgelöst.

Rebirthing-Atmung ist eine hervorragende Technik, um geistig, seelisch und körperlich gesund, um wieder »heil« zu werden.

Durch das Atmen in diesem einfachen und entspannten Atemrhythmus können oft schmerzhafte Erinnerungen, die in unserem Unterbewußtsein gespeichert sind, und auch unbewußte Ängste bewußt gemacht und für immer aufgelöst werden.

Oftmals treten dann spontane Heilungen von Kopfschmerzen, Schlafstörungen, Verdauungs- und Gewichtsproblemen, Atemstörungen ein, weil die seelischen Ursachen beseitigt werden.

Gefühlsstaus lösen sich durch diesen relativ einfachen Atemrhythmus auf, und blockierte Lebensenergie kann wieder frei fließen. Kontakt- und Beziehungsschwierigkeiten lösen sich auf, was besonders hilfreich ist für Menschen, die ihre Gefühle, Wünsche und Bedürfnisse nicht äußern können oder denen es an Selbstbewußtsein mangelt.

Wenn sie in der Schwangerschaft Rebirthing-Atmung mit einem guten und erfahrenen Atemlehrer (und das ist äußerst wichtig!) praktizieren, können Sie nicht nur Ihre eigenen körperlichen Beschwerden und Ängste heilen, sie werden auch viele der alten Konditionierungen, der uralten Verhaltensmuster, die wir seit Generationen übernommen haben, nicht mehr an Ihr Kind weitergeben. Die Lebensenergie wird in Ihrem Körper frei fließen können, was auch dem gesamten Geburtsverlauf und vor allem Ihrem Baby zugute kommt.

Sie werden erfüllt sein von Lebensfreude und Lichtenergie. Genau aus diesem Grunde ist Rebirthing für jeden Menschen geeignet. Auch wenn er keine Beschwerden hat.

Rebirthing verleiht unglaubliche Lebenskraft und zugleich so etwas wie »Leuchtkraft«.

Während meiner Ausbildung zur »Rebirtherin« konnte ich immer wieder beobachten, wie sich die Aura der Teilnehmerinnen nach dem Rebirthing-Atmen stark verändert hatte. Die Menschen strahlten von innen heraus, und die Farben ihres Energiefeldes waren viel leuchtender geworden.

Inzwischen gibt es viele Varianten der Rebirthing-Technik. Ich selbst ziehe heute immer mehr die »sanfte« Methode vor, wie sie von Leonard Orr und auch von Konrad Halbig (hervorragender Atemlehrer und Autor mehrerer Bücher) gelehrt wird. Dabei greift der Therapeut nur ganz wenig in den Atemrhythmus des Atmenden ein und forciert den Ablauf von außen nicht unnötig. Gerade in der Schwangerschaft sollten Sie auf diesen wichtigen Punkt achten, falls Sie Rebirthing-Atmung praktizieren wollen.

Da zur Zeit in den meisten Kliniken das Personal der Geburtshilfe mit der Rebirthing-Technik nicht vertraut und somit oft überfordert ist, wird es sicher noch eine Weile dauern, bis diese an sich für eine Entbindung hervorragende und einfache Atemtechnik Einzug in die großen Kliniken findet. Einige freie Hebammen und Geburtshäuser arbeiten bereits mit der Methode.

Ich denke, hier sollten die Hebammen selbst die Initiative ergreifen und entsprechende Seminare besuchen, was viele bereits tun.

Da auch Unterwassergeburten immer beliebter werden, ließe sich von gut ausgebildetem Geburtshilfepersonal die Rebirthing-Technik gerade hier wunderbar praktizieren.

Auf die Wassergeburt kann ich in diesem Buch aus Platzgründen nicht näher eingehen, aber nach intensiven Gesprächen mit Cornelia Enning (sie ist seit 20 Jahren eine der führenden Hebammen auf diesem Gebiet und Autorin des Buches »Wassergeburt«; vgs-Verlag) begeistere ich mich immer mehr für diese wunderbare Geburtstechnik im Wasser.

> Wer sich eingehender informieren möchte, dem empfehle ich die Veröffentlichung »Das Rebirthingbuch – Die Kunst des Atmens« von Leonard Orr und Konrad Halbig (KOHA-Verlag).

Alphatraining

Das Alphatraining ist das Programmieren einer sanften und schmerzarmen Geburt über das Unterbewußtsein.

Ihr Unterbewußtsein hat im Laufe Ihres Lebens alle Erfahrungen gespeichert, die guten wie die schlechten. Auch eine Menge Ängste sind darunter. Vielleicht auch die Angst vor der bevorstehenden Entbindung.

Vermutlich haben Sie schon oft beobachtet, daß meist genau das eintritt, wovor Sie sich am meisten fürchten, ja daß Sie dies geradezu magisch anziehen. Es läuft Ihnen ausgerechnet derjenige über den Weg, den Sie auf keinen Fall treffen wollten. In einer Prüfung werden Sie genau über den Abschnitt gefragt, den Sie als einzigen nicht gelernt haben, oder es steht gerade dann Besuch in der Tür, wenn er ganz und gar ungelegen kommt.

Auf der anderen Seite haben Sie Dinge erreicht, die Sie sich vorgenommen haben, auch wenn es anfangs oft unmöglich schien oder Sie lange darauf warten mußten. Sie haben sich intensiv darauf konzentriert, und deshalb konnte es sich verwirklichen.

All diese Dinge werden zum großen Teil von unserm Unterbewußtsein gesteuert, und das machen wir uns zunutze, indem wir uns einfach eine schnelle, schmerzarme und leichte Geburt unseres Babys bildlich vorstellen und somit vorprogrammieren.

Ihr Unterbewußtsein ist wie ein Computer, der genau das leistet, was Sie ihm eingeben; ihm ist völlig gleichgültig, ob es für Sie gut ist oder schlecht, da er keine Bewertung vornimmt.

So brauchen wir ihm also nur das Bild einer wunderschön verlaufenden Geburt einzugeben.

Legen Sie sich bequem hin, atmen Sie ein und spannen einmal alle Muskeln Ihres Körpers an. Ausatmend lassen Sie sie dann bewußt wieder locker. Stellen Sie sich vor, wie alle Ihre Muskeln am Boden zerfließen.

Danach gehen Sie zur Bauchatmung über und atmen einige Minuten langsam und ruhig ein und aus, während sich die Bauchdecke sanft hebt und senkt. Sie werden immer ruhiger und entspannter. Zählen Sie nun langsam mit den Atemzügen bei der Ausatmung rückwärts von 10 bis 1, wobei Sie immer mehr nachgeben, immer mehr entspannen. So kommen Sie in den *Alphazustand* (benannt nach den langsamen Alphawellen, die in der Einschlafphase meßbar sind), in welchem das Unterbewußtsein ganz offen ist für Affirmationen und Eingaben.

Stellen Sie sich bildhaft vor, wie sie Ihr Baby gerade zur Welt bringen. Ganz leicht und sanft gleitet es aus Ihnen heraus – und es ist ein wundervolles Gefühl, dieses Baby zur Welt zu bringen. Sie genießen den Vorgang!

Und dann ist alles vorbei, die ganze Entbindung liegt hinter Ihnen, und es war eines der schönsten Erlebnisse in Ihrem Leben. Sie haben es wunderbar gemacht, die Geburt ist vorüber, und das Baby liegt in Ihrem Arm.

Wichtig ist, daß Sie das Gefühl, daß wirklich alles vorüber ist und das Baby in Ihrem Arm liegt, so intensiv wie möglich empfinden. Und Sie empfinden auch Dankbarkeit. Dankbarkeit für diese schnelle und wunderschöne Entbindung und Dankbarkeit für das Kind, das Sie nun in Ihren Armen wiegen.

Es ist das süßeste, hübscheste Baby der Welt – Ihr Baby! Und kerngesund! Malen Sie sich aus, wie Sie Ihr Kind liebkosen. Und auch wie Sie Ihr Baby an die Brust nehmen, ihm zu trinken geben, und die Milch fließt in Strömen. Herrlich viel Nahrung für Ihr Baby. Sie sind glücklich

Fühlen Sie, daß die Entbindung wirklich vorbei ist so intensiv, wie Sie sich fühlen, wenn Sie eine große Arbeit zu Ihrer vollsten Zufriedenheit erledigt haben.

und empfinden ganz viel Liebe für dieses kleine Wesen in Ihrem Arm.

Und denken Sie daran, Liebe ist noch viel wichtiger für Ihr Baby als Nahrung und Pflege.

Nach einer Weile verlegen Sie Ihr Baby in Gedanken wieder zurück in Ihren Bauch, denn es soll ja erst zum Geburtstermin geboren werden und bis dahin noch wachsen und gedeihen. Sie vergewissern sich, daß die Bauchdecke schützend und geschlossen über dem Baby liegt und beenden die Übung. 14 Tage vor der Entbindung brauchen Sie das Baby nicht wieder in Gedanken in den Bauch zurückzulegen.

Wunderschön und am wirkungsvollsten ist diese Übung abends vor dem Einschlafen, anschließend an die Bauchatmung. Sie sollte zu einer täglichen Pflichtübung werden und zum Einschlafritual gehören.

Allein durch dieses »Vorprogrammieren« einer leichten Geburt haben Sie schon einen wichtigen Schritt zu einer optimalen, also schnellen und schmerzarmen Entbindung getan.

Ein Training für das Unterbewußtsein.

Preßwehen

Während der langen Phase der Eröffnungswehen kommt für jede Frau irgendwann der Zeitpunkt, wo sie denkt, es nicht mehr zu schaffen. Bisher haben Sie alles gut geschafft, aber nun? Das ist ein untrügliches Zeichen dafür, daß in Kürze wahrscheinlich die Preßwehen einsetzen werden.

Kopf hoch, tief einatmen, Kinn auf die Brust, auf »O« ausatmen, dabei konzentriert am Rücken entlang hinuntergehen bis zum Beckenboden.

Die Technik des richtigen Pressens zu erklären, ohne daß Sie den natürlichen Preßdrang verspüren und ohne mit Ihnen persönlich zu üben, ist schwierig. Obwohl Sie als Schwangere nicht einmal nur annähernd während des Übens pressen dürfen, ist es trotzdem sehr wichtig, diese Technik vorher zu erlernen, um dann später in der richtigen Weise nach unten pressen zu können, dorthin wo das Baby herauskommen wird. Sonst besteht nämlich die Gefahr, daß Sie bei der Entbindung in den Kopf pressen. Dadurch wird die Geburt des Babys stark behindert, wenn nicht gar blockiert, und Sie selbst haben noch tagelang ein rotes Gesicht wegen geplatzter Äderchen.

Sie würden dann auch eine Menge Preßwehen benötigen, die Sie wiederum eine Unmenge an Kraft kosten. Außerdem ist es wichtig, daß das Baby möglichst rasch den Geburtskanal passiert, um seine Herztöne zu sichern.

Wie kann man nun so etwas üben?

Üben Sie das Pressen in verschiedenen Stellungen, denn Sie wissen jetzt noch nicht, in welcher Lage Sie nachher entbinden werden. Das hängt nämlich von vielen Faktoren ab, besonders von der Lage des Kindes. Und denken Sie beim Üben daran – niemals wirklich pressen! Alles wird nur mit der Konzentration geübt.

Pressen in Rückenlage

Ausgangsstellung: Ideal ist es, beim Üben und bei der Geburt selbst den Partner dabei zu haben. Er kann neben Ihnen sitzend Ihren Rücken etwas anheben und stützen. Aber möglichst nicht zu weit hochkommen, weil Sie sonst anstatt in den Beckenboden in den Bauch pressen. Fassen Sie nun von außen rechts und links selbst in Ihre Kniekehlen und ziehen Sie Ihre Beine nicht nur so hoch wie möglich, sondern auch so weit auseinander wie es geht: Das ist sehr wichtig, und der Partner sollte während des Preßvorgangs ein Auge darauf haben, weil die meisten Frauen beim Pressen die Knie nicht mehr weit genug geöffnet halten und das Baby somit beim Heraustreten behindert wird. Daher sollte Ihr Partner auf der einen Seite ebenfalls Ihr Bein halten.

Technik: Sie heben Ihren Kopf bis in den Nacken, atmen durch den weit geöffneten Mund tief ein, schließen dann Mund und Augen und halten den Atem an, bis Ihr Kinn auf der Brust angekommen ist.

Dann öffnen sie den Mund zu einem »O«, atmen bewußt und hörbar auf »O« aus und gehen in Gedanken ganz konzentriert mit dem »O« Ihren runden Rücken entlang hinunter bis zum Beckenboden, dorthin wo Ihr Baby austreten wird. Stellen Sie sich bildhaft vor, wie Ihr Baby gerade zwischen Ihren Beinen auf die Welt kommt, wie es aus Ihnen herausfließt.

Haben Sie das einige Male geübt, dann gehen Sie dazu über, nur so lange auf »O« auszuatmen, bis Sie das Hohlkreuz erreicht haben. Dann halten Sie den Atem an, gehen jedoch konzentriert in Gedanken weiter den Rücken entlang nach unten bis zum Beckenboden und stellen sich wieder vor, wie Sie Ihr Baby gebären. Denn Sie benötigen die Energie, die Sie eingeatmet nach unten führen, zum Pressen selbst, wenn Sie Preßwehen

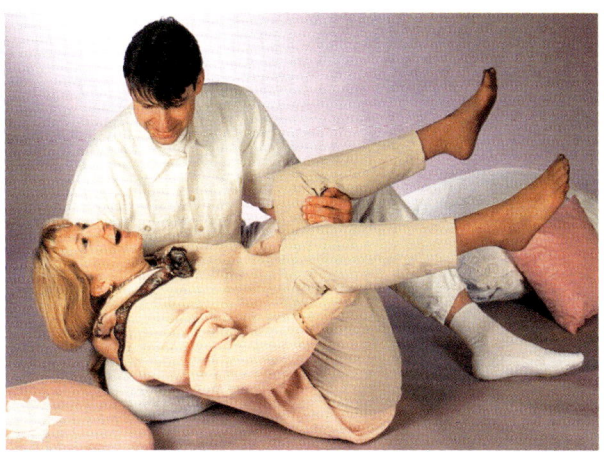

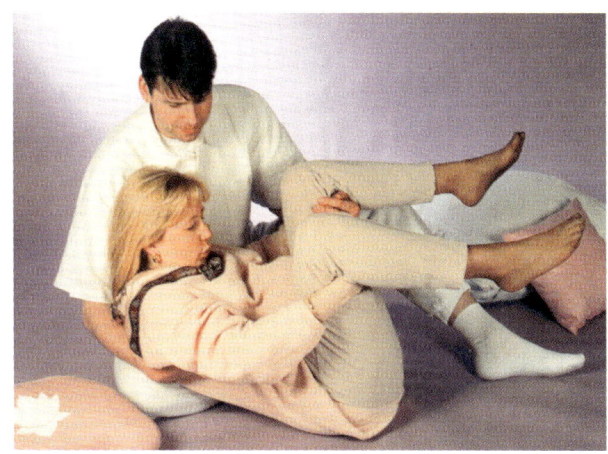

haben. Ohne den Preßdrang zu verspüren, ist es in der Schwangerschaftsgymnastik etwas schwierig, diese Übung durchzuführen, da Sie ja auf gar keinen Fall pressen dürfen.

Und da eine Preßwehe etwa 1 Minute dauert, werden Sie mehrmals in dieser

Pressen in Rückenlage

Weise Luft holen und mit Ihrer Konzentration nach unten gehen müssen.

Es gibt mehrere Gründe, warum Sie die Ausatmung mit dem »O« beginnen sollten. Zum einen ist da dieser Reflex zwischen Mund und Geburtskanal, der sich ebenfalls öffnet, denn durch die Klangwellen entspannt sich der gesamte Unterleib und die Energie fließt harmonisch im Körper, zum anderen werden Sie nicht mehr diesen unangenehmen Druck auf den oberen Brustkorb und die Schilddrüse empfinden. Außerdem werden Sie nun auch nicht mehr in den Kopf pressen.

Leider ist diese Art des Pressens den meisten Hebammen nicht bekannt.

Es gibt Frauen, die keine Preßwehen haben oder keinen intensiven Preßdrang verspüren. Auch hier ist es sehr von Vorteil, diese Technik anzuwenden, um dem Baby das Geborenwerden zu erleichtern.

Wichtiger als das in Gedanken Hinuntergehen, den runden Rücken entlang, ist das Konzentrieren auf den Beckenboden. Haben Sie richtig geübt, werden Sie mit Ihrer Konzentration dann blitzschnell unten sein und Ihr Baby aus sich herausfließen sehen. Durch diese Vorstellung werden Sie richtig pressen, deshalb ist sie so ungeheuer wichtig.

Sie sollten beim Üben jedoch nicht übertreiben. Es reicht völlig, wenn Sie etwa 8 Wochen vor dem Termin von Zeit zu Zeit die Preß-Stellungen üben.

Pressen in Seitlage

Ausgangsstellung: Das Pressen in der Seitlage fällt nicht nur vielen Frauen leichter, es ist auch für die Geburt oft vorteilhafter, weil sich das Baby hierbei ideal in den Geburtskanal hineindreht. Im Laufe der letzten Jahre ist das Pressen in Seitlage in den Kliniken etwas Selbstverständliches geworden.

Sie sollten diese Stellung unbedingt üben, weil manchmal die Situation es erfordert, daß Sie in der Seitlage pressen müssen, weil zum Beispiel das Baby eine wichtige Vene oder Arterie abdrückt.

Technik: Sie liegen in Seitlage (üben sollten Sie beide Seiten); schieben Sie sich

Die Konzentration auf den Beckenboden ist am wichtigsten. beim Pressen.

Pressen in Seitlage

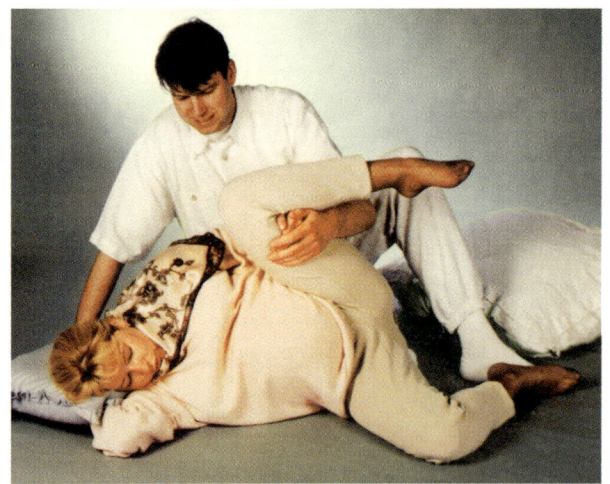

ein Kissen unter den Kopf und halten mit einer Hand Ihr angewinkeltes Bein, wobei Ihnen Ihr Partner hilft. Achten Sie unbedingt darauf, daß auch das am Boden liegende Bein angewinkelt ist, denn wenn Sie es ausgestreckt halten, verengt sich der Geburtsausgang.

Die Technik bleibt die gleiche: Sie nehmen den Kopf in den Nacken, holen durch den weit geöffneten Mund schnell, jedoch ruhig tief Luft – Augen zu – Kinn auf die Brust – Ihr Partner drückt mit der freien Hand sanft vom Nacken her Ihren Kopf nach vorne – und jetzt erst mit einem lauten »O« beginnend am runden Rücken nach unten gehen zum Beckenboden, wo Sie sich wieder vorstellen, wie Ihr Baby aus Ihnen herausfließt.

Manchmal ist es hilfreich, wenn der Partner mit seiner Hand den Weg am Rücken entlang hinunter begleitet. Probieren Sie es aus. Wenn Sie dies ein paarmal geübt haben, atmen Sie wieder zu Anfang auf »O«, gleiten in Gedanken den Rücken entlang bis zum Hohlkreuz, halten den Atem an und nehmen dann die gesamte Energie mit nach unten, wo sie ja letztendlich zum eigentlichen Pressen gebraucht wird, und stellen Sie sich vor, wie Sie Ihr Baby sanft hinausschieben. Wenn Ihnen die Luft ausgeht, wieder neu tief Luft holen und den Vorgang wiederholen, bis die Preßwehe vorüber ist.

Wenn Sie in dieser Weise konzentriert nach unten pressen, werden Sie Ihr Baby mit ein bis zwei Preßwehen zur Welt gebracht haben.

Die Pausen zwischen den einzelnen Preßwehen sind unterschiedlich lang, und Sie sollten sie unbedingt für die inzwischen gelernte Entspannung nutzen, um so wertvolle Kraft zu sammeln für die nächste Preßwehe.

Oftmals kann es sehr hilfreich sein, wenn der Partner zu Beginn einer Preßwehe kurz mit der Hand über Ihr Kreuzbein rubbelt. Sie können sich dann viel besser nach unten konzentrieren.

Pressen im Kniestand

<u>Ausgangsstellung:</u> Immer beliebter wird das Pressen im Kniestand, was auch sehr zu empfehlen ist, wenn das Baby nicht kommen will. Achten Sie darauf, daß Ihre Knie weit geöffnet sind (viele Kliniken haben inzwischen auch einen Gebärhocker), und hängen Sie sich an Ihren Partner. Sie werden ihm mitteilen, ob er Sie unter den Armen halten soll oder ob Sie seine Hände lieber an Ihrem Gesäß spüren möchten.

<u>Technik:</u> Es geht wieder in derselben Weise, Sie nehmen den Kopf in den Nacken, durch den weitgeöffneten Mund schnell, aber ruhig tief Luft holen, Augen zu, Kopf auf die Schulter des Partners, mit

Preßstellungen sollten Sie vor der Geburt üben.

101

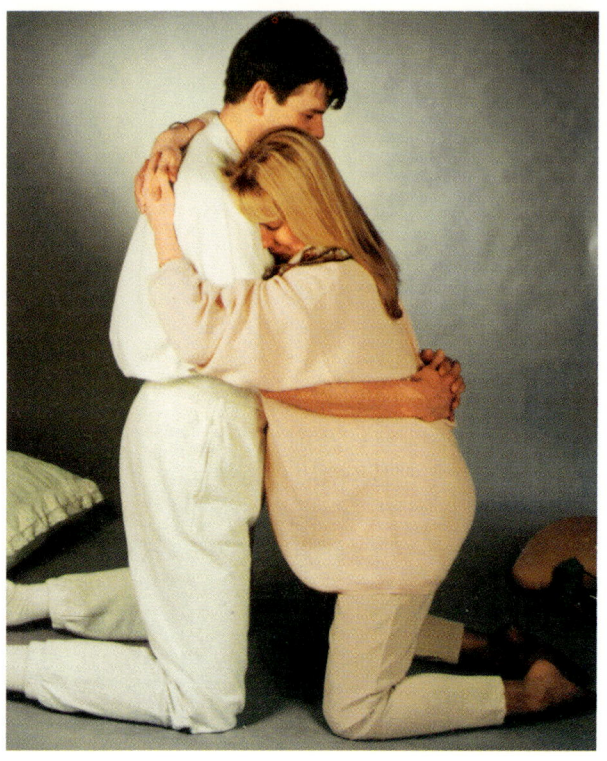

Pressen im Kniestand

»O« den Rücken hinuntergehen, Luft anhalten, den ganzen Körper hängen lassen und bei rundem Rücken (!) die Energie nach unten führen – sich vorstellen, wie das Baby aus ihnen herausfließt. Und tun Sie so, als ob Sie es bewußt sanft hinausschieben. Diese Vorstellung wird Ihnen bei der Entbindung helfen.

Wenn Sie die Preßatmung richtig beherrschen, werden Sie Ihr Baby mit geballter Kraft nach unten drücken. Um das Baby nun aber sanft herausgleiten zu las-

sen, ist es unbedingt nötig, daß Sie hecheln können. Das »Hecheln« ist die einzige Möglichkeit, eine Preßwehe zu unterbinden. Das ist manchmal nötig, um das Köpfchen des Kindes so zu drehen, daß es mit dem geringsten Kopfdurchmesser durchtreten kann.

Sie selbst können nicht entscheiden, wann Sie hecheln sollen. Der Arzt oder die Hebamme werden es Ihnen sagen, dabei atmen Sie dann mit offenem Mund schnell ein und aus.

Lassen Sie einen Hund einmal ums Haus rennen und beobachten Sie, wie er danach atmet bzw. hechelt. Genauso müssen Sie es machen.

Um das Gewebe Ihres Dammes weich und geschmeidig zu bekommen, damit es dehnbar ist und Sie keinen Dammschnitt brauchen, empfehle ich Ihnen, rechtzeitig den Damm und die Vagina mit Johanniskrautöl einzureiben; es bewährt sich übrigens auch bestens zur Pflege der Brustwarzen.

Sie sollten jedoch darauf achten, nach dem Einreiben kein Sonnenbad und keine Bestrahlungen zu nehmen. Durch einen chemischen Prozeß kann das Johanniskrautöl äußerst schädlich für Sie werden.

Es gibt noch einen Geheimtip, um eine Episiotomie (Dammschnitt) mit ziemlicher Sicherheit zu vermeiden: schwarzen Kaffee.

Nehmen Sie in die Klinik in einer sauberen Thermosflasche *frisch* aufgebrühten schwarzen Kaffee mit und lassen Sie sich von Ihrem Partner mit einem kleinen, durch Auskochen steril gemachten Naturschwämmchen während der Wehen immer wieder den Damm betupfen – aufpassen, daß es nicht zu heiß ist!

Der Kaffee darf nicht entkoffeiniert und sollte so stark sein, daß sozusagen »der Löffel drin stehen kann«, denn es ist das Koffein, das den Damm weich macht. Da das Koffein jedoch nur kurze Zeit wirkt, ist eine Anwendung lediglich während der Entbindung selbst sinnvoll und erfolgversprechend.

Noch etwas zum Pressen selbst

Wenn die Eröffnungswehen begonnen haben, regelmäßig zu werden, wenn der Geburtstermin herangerückt ist (also nicht 4 Wochen vorher!) und Sie sicher sind, daß die Geburt beginnt, nehmen Sie unter Aufsicht in einer desinfizierten Wanne ein sehr warmes Bad. Das warme Wasser entspannt und lindert den Wehenschmerz. Senkwehen werden durch das warme Wasser sehr schnell wieder aufhören, die Geburtswehen jedoch noch intensiver werden. (Die Geburt kündigt sich oft auch durch häufigen Stuhlgang oder Durchfall an, eine Einrichtung der

Natur, auf natürliche Weise den Darm zu entleeren, zu reinigen, damit man bei der Geburt keine Probleme hat).

Nun können Sie ein- oder zweimal die Preßatmung üben. Machen Sie alles wie gelernt, und dann drücken Sie einmal wirklich fest nach unten und stellen sich vor, daß Sie Ihr Baby herausschieben.

Die Vorstellung, daß das Baby zwischen Ihren Beinen herausfließt, ist fast das Wichtigste an der ganzen Sache! Denn erst in diesem Moment der bildhaften Vorstellung ist Ihre Konzentration wirklich direkt dort unten, und Sie pressen richtig. Denken Sie unbedingt auch in der Klinik daran!

Danach dürfen Sie auf gar keinen Fall mehr pressen, erst wieder wenn die Preßwehen einsetzen. Wer glaubt, das Baby mit tüchtigem Pressen schon zu Anfang der Wehen schneller zur Welt bringen zu können, unterliegt einem Irrtum.

Das Gegenteil ist der Fall. Sie können sich auf diese Weise an der Gebärmutter einen Wulst anpressen, der unter Umständen verhindert, daß Ihr Kind auf natürliche Weise zur Welt kommen kann. Ein- bis zweimal in beschriebener Weise kurz anpressen schadet nicht, sondern ist sogar gut für die Psyche, weil Sie jetzt wissen, daß Sie es können. Danach dürfen Sie erst wieder zu den Preßwehen pressen.

Hat die Geburt begonnen, dann vor Beginn der Preßwehen kein Pressen mehr üben! Die Preßübung erst wieder mit dem Einsetzen der Preßwehen durchführen.

Wichtig: Das Baby solte in der Zeit kurz nach der Geburt nicht weiter als drei Meter von der Mutter entfernt werden.

Viele Kliniken halten Spiegel bereit, weil die Frauen automatisch besser pressen, wenn Sie das Köpfchen Ihres Kindes im Blick haben. Oder Sie nehmen sich selbst einen Spiegel mit.

Die Hebamme oder der Partner werden Ihnen sicher Bescheid geben, wenn es soweit ist, damit Sie den großen Augenblick des Auf-die-Welt-Kommens nicht verpassen, denn es ist günstiger, wenn Sie während des Pressens die Augen schließen: Sie können sich besser konzentrieren, und die Äderchen platzen nicht so leicht.

Ihr Partner sollte auch nicht versäumen, bei der Geburt des Kindes auf die Uhr zu sehen. Oft wird in den Kliniken diesbezüglich recht ungenau gearbeitet. Für ein Horoskop ist die genaue Geburtsminute wichtig. Zwei Stellungen empfehle ich Ihnen nicht, obwohl sie oft gelehrt werden:

▶   Pressen im Vierfüßerstand, weil dabei das Baby auf den Harnleiter drückt, ist die Gefahr eines Ureter-(Harnleiter-)risses groß. Es sei denn, Sie bekommen bereits Ihr viertes Kind.

▶   Pressen in der Hockstellung, weil dabei der gesamte Beckenboden völlig überlastet wird und Sie tagelang starke Schmerzen haben würden. Es sei denn, Arzt oder Hebamme ordnen diese Stellung im Interesse des Kindes bewußt an.

In diesem Fall ist alles andere zweitrangig. Die Gesundheit Ihres Babys geht vor.

Wenn das Kind dann geboren ist, nehmen Sie es an wie es ist, Sie nehmen es zu sich und haben es lieb, egal was für ein Geschlecht es hat. Immer wieder erlebe ich nämlich, besonders bei Frauen, die durch Rückführungen das Trauma Ihrer eigenen Geburt wieder erleben, schmerzvolle Prozesse; sie sind ausgelöst durch das Nicht-angenommen-Werden von ihren Müttern, weil diese sich zum Beispiel einen Buben gewünscht hatten. Viele gestörte Verhaltensweisen finden ihren Ursprung bei der ersten erfahrenen Ablehnung durch die eigene Mutter.

Daher meine dringende Bitte an Sie: Lieben Sie Ihr Kind vom ersten Augenblick an so wie es ist.

Auch ist es wichtig, daß das Baby im Kreißsaal nach der Entbindung nicht weiter als 3 m entfernt von Ihnen ist, zum Beispiel wenn es im Wärmebettchen liegt. Man hat festgestellt, daß Babys die Energie der Mutter bis auf diese Entfernung spüren und auch brauchen. Sie haben später wesentlich weniger mit Ängsten zu tun, wenn man sie kurz nach der Geburt dicht bei der Mutter läßt. Und sagen Sie ihm etwas Schönes, es hört genau zu! Viele Babys suchen den Blickkontakt zur Mutter schon kurz nach der Entbindung, den Sie unbedingt beachten sollten!

Massagegriffe gegen Wehenschmerzen

Die Intensität der Schmerzen während einer Wehe kann sich auf ein fast unerträgliches Maß steigern. Um der Gebärenden diese Wehenschmerzen erträglicher zu machen, stehen uns spezielle Massagegriffe zur Verfügung. Sie können vom Ehemann oder demjenigen, der bei der Entbindung dabei sein wird, relativ leicht erlernt und angewendet werden.

Zum einen kann man während der Wehenpausen massieren, zum anderen während der Wehen selbst. Die Gebärende wird ihre Wünsche selbst äußern, wenn die Schmerzen stärker geworden sind. Wehenschmerzen können an unterschiedlichen Stellen auftreten.

Befinden sich die Schmerzen hauptsächlich im Kreuzbeinbereich, was bei den meisten Frauen der Fall ist, so ist die Seitlage oder das Liegen auf dem Physioball für eine Massage am zweckmäßigsten (siehe Abb.). Falls Sie das nicht möchten, können Sie sich auch rittlings auf einen Stuhl setzen oder breitbeinig, vornübergebeugt an eine Wand stützen. Liegen Sie zum Beispiel in Seitlage, so sitzt der Massierende genau hinter Ihnen in Höhe Ihres Gesäßes.

Zu Beginn jeder Massage reibt der Massierende seine Hände kräftig aneinander, um sie zu erwärmen und das elektromagnetische Potential der Hände zu erhöhen. Auch in den Handflächen haben wir Chakren (Energiezentren).

Massage auf dem Physioball

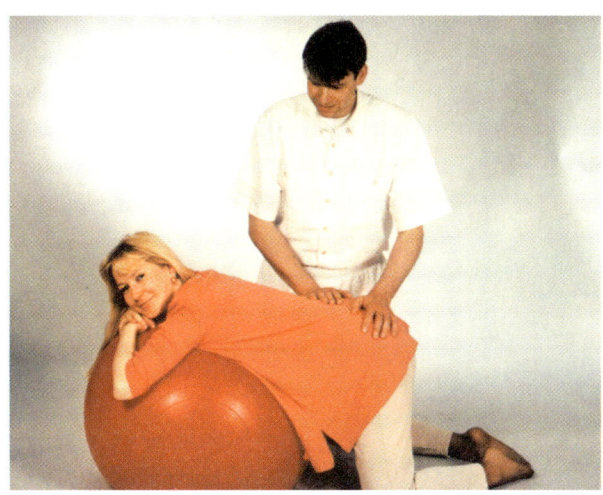

1. Als Massierender legen Sie nun beide Handflächen auf das Gesäß der Entbindenden. Langsam und ruhig verschie-

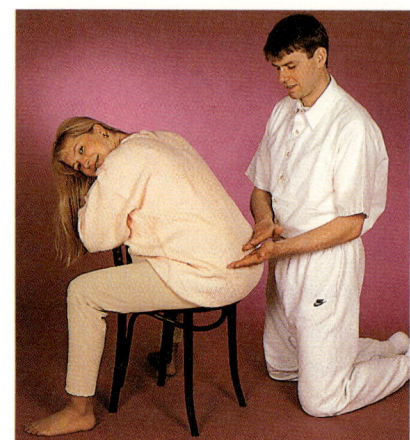

Massage mit Sägegriff

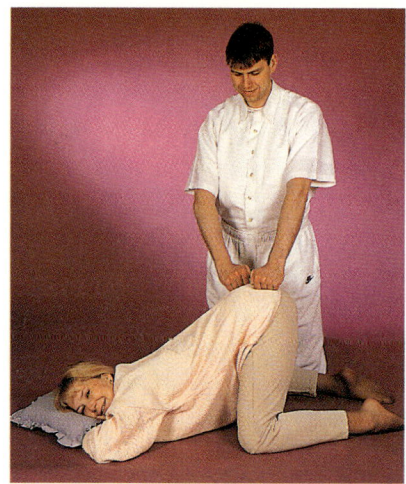

Massage mit rubbelnden Fäusten

mer und wohltuender wird die Massage empfunden.

2. Bei zunehmenden Schmerzen hat sich auch der »Sägegriff« bewährt. Sie stellen beide Hände mit den Außenkanten nebeneinander auf das Kreuzbein (nicht auf das Hohlkreuz!), so daß sich die Handflächen gegenüber sind. Nun bewegen Sie beide Hände ganz schnell und kräftig drückend in entgegengesetzter Richtung hin und her. Beide Hände führen Sägebewegungen aus und entfernen sich nicht weit voneinander. So rubbeln Sie nur auf dem Kreuzbein! Und das ganz schnell.

3. Als sehr angenehm wird von der Schwangeren meist auch das Rubbeln mit den Fäusten empfunden. Alle diese Massagegriffe können in jeder Lage ausgeführt werden.

4. Den nächsten Griff empfinden die meisten Schwangeren als sehr wohltuend, und er wird auch oft von den Hebammen angewandt.

Sie bilden mit Ihrer Hand eine Art »Stuhl«, während die Gebärende in der Readschen Seitlage liegt, wobei Sie kräftig von unten her gegen das Gesäß schieben, als wollten Sie die werdende Mutter hochschieben, und streichen dann unter kräftigem Druck in der Mitte des Gesäßes auf dem Kreuzbein entlang hoch bis zum Kreuz, wo die Lendenwirbelsäule be-

ben Sie die Handlfächen gegeneinander; schiebt die rechte Hand vor, bewegt sich die linke Hand zurück. Das können Sie bei starken Wehenschmerzen auch mit zunehmendem Druck ausführen. Je mehr mit Druck massiert wird, desto angeneh-

ginnt. Wiederholen Sie den Vorgang mehrere Male.

5. Konzentrieren sich die Wehenschmerzen vorwiegend im Bauch, so gibt es auch hier die Möglichkeit, sie durch Massage zu lindern. Die Schwangere sollte dabei auf dem Rücken liegen oder sich im Sitzen an ihren Partner kuscheln – sie kann diese Massage auch alleine ausführen.

Der Massierende legt beide Handflächen rechts und links seitlich des Bauches in die Leistenbeugen der Gebärenden. Langsam wird nun beidseitig in kleinen Kreisen seitlich am Bauch entlang bis zu den Rippenbögen massiert. Danach beginnen Sie in der Ausgangsstellung von neuem.

Es ist sehr wichtig, daß der Massierende dabei – im Gegensatz zu den vorherigen Massagen – nicht drückt, sondern nur sanft streichelt, und das auch sehr ruhig, um das langsame Atmen während der Wehe nicht zu behindern oder gar zu beschleunigen, bzw. die Entspannung der Gebärenden in der Wehenpause nicht zu stören.

Gegen Ende der Geburt massieren Sie in kleinen Kreisen unter dem Rippenbogen beginnend seitlich am Bauch nach unten zu den Leistenbeugen, und zwar mit sanftem Druck, um das Herunterrutschen des Babys zu unterstützen.

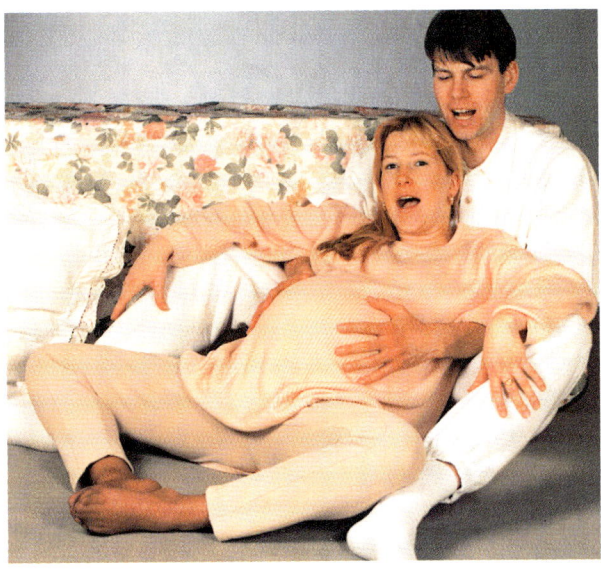

Es hat sich sehr bewährt, ein Wehen-Massageöl zu verwenden, was nicht nur hautpflegend für die Frau ist, sondern durch das darin enthaltene Muskatellersalbeiöl sowohl die Wehen anregt als auch gleichzeitig die Geburtsorgane entspannt. Außerdem schont es die Hände des Partners, denn schnell ist die Haut sonst abgerubbelt.

Gegen Ende der Geburt kann Ihr Partner dem Öl auf seiner Handfläche noch ein paar zusätzliche Tropfen Muskatellersalbei zufügen, falls die Wehenschmerzen sehr stark sind. Aber verwenden Sie das Öl nicht in der Schwangerschaft, sondern erst bei der Geburt. Sie werden den Geruch des Muskatellersalbeis während

**Massage bei Wehenschmerzen im Bauch:
Mit den flachen Händen seitlich am Bauch langsam kreisend massieren.**

Wir haben große Erfolge mit dem Rezept von Maggie Tisserand aus ihrem Buch »Die Geheimnisse wohlriechender Essenzen« (Windpferd-Verlag).

Sie verwendet: auf 50 ml Mandelöl

14 Tropfen Muskatellersalbei

5 Tropfen Rosenöl

6 Tropfen Ylang-Ylang-Öl

Wir fügen hinzu: 2 Tropfen Lavendelöl und Vitamin E.

der Schwangerschaft sowieso nicht mögen! Im Wochenbett hilft 1 Tropfen reines Muskatellersalbeiöl gegen Depressionen. Maggie Tisserand empfiehlt auch Kompressen mit Muskatellersalbei, und die von mir betreuten Frauen sind begeistert davon. Lassen Sie sich ein wenig warmes Wasser in eine Schüssel geben, dem Sie einige Tropfen Muskatellersalbei zufügen. Dann drückt Ihr Partner eine Stoffwindel darin aus und legt Ihnen die Kompresse auf die schmerzenden Bereiche. Besonders wirksam ist diese Anwendung im Schambereich, weil dort wegen der empfindlichen Schleimhäute nicht massiert und auch nicht mit Ölen gearbeitet werden kann. Oft sind die Schmerzen, wie durch ein Wunder, verschwunden.

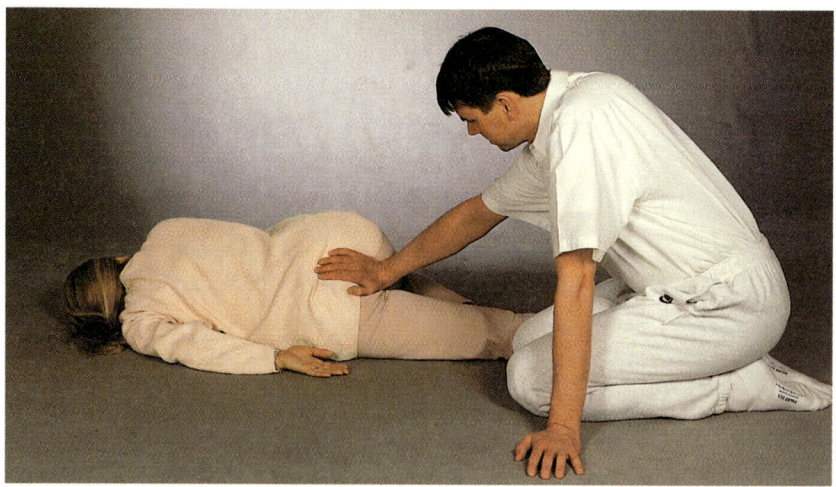

Tips aus der Akupressur-, Aroma- und Edelsteintherapie

Eine wichtige Hilfe gegen verschiedene Beschwerden in der Schwangerschaft bekommen wir auch aus der Akupressur, der Aroma- und der Edelsteintherapie. Die Akupressur, ein der Akupunktur ähnliches Verfahren, wird heute in der Medizin häufig als Heilmethode praktiziert. Die meisten Akupressurpunkte sind relativ leicht zu finden, weil sie schmerzempfindlich sind.

Hilfe bei Sodbrennen

Häufig leiden schwangere Frauen unter dem lästigen Sodbrennen. Oftmals hilft es schon, wenn Sie den Frühstückskaffee weglassen. Oder zerkauen Sie gründlich ein paar Haselnüsse und speicheln Sie diese gut ein, bevor Sie sie hinunterschlucken. Maggie Tisserand empfielt 1 Tropfen Sandelholzöl auf Zucker, in Honigwasser oder pur auf die Zunge. Falls Sie den Geschmack absolut nicht mögen, können Sie auch Pfefferminzöl oder Rosenöl nehmen.

Die Akupressur-Punkte gegen Sodbrennen finden Sie oben am Brustbeinknochen. Drücken Sie mit dem Daumen oder Mittelfinger 3 mal kurz auf den Knochen, aber nicht in den Hals.

Danach rechts und links auf die höchsten Stellen der Schlüsselbeine 3 mal drücken. Dann gehen Sie zu der Stelle direkt unter dem Brustbein in der Magengrube und drücken, von dort angefangen, 5 Punkte abwärts bis zum Nabel leicht mit der Ausatmung ganz vorsichtig 2 bis 3 mal.

Diese 5 Punkte können Sie auch vorbeugend täglich jeden Morgen vor dem Aufstehen drücken.

Sollte das Sodbrennen allerdings von einer Magenschleimhautentzündung herrühren, gehören Sie in ärztliche Behandlung.

Unter Umständen erzielen Sie in wenigen Tagen eine Besserung, wenn Sie täglich auf nüchternen Magen 1/2 Liter Kefir trinken und im Laufe des Tages noch einmal 1/2 Liter. Auch mit Lapacho-Tee, dem Tee der Inkas aus den Anden, lassen sich relativ schnell Heilerfolge erzielen. Sie bekommen den Tee in Reformhäusern.

Hilfe bei Brechreiz

In vielen Fällen bessert schon etwas Pfefferminzöl (stündlich 1 Tropfen in ein wenig Honigwasser) den Zustand. Auch Pfefferminztee sollten Sie viel trinken. Schnelle Hilfe bringen erfahrungsgemäß Lavendelkompressen auf dem Magenbereich.

Es gibt 3 verschiedene Akupressur-Punkte gegen Brechreiz, die gedrückt werden müssen, wie dies auch Lutz Bernau in seinem Band »Das große Akupressurbuch« empfiehlt:

▶ 1. Punkt: Außenseite Ihres angewinkelten Armes, in der Mitte zwischen Ellenbogenfalte und Ellenbogenknochen. Mit dem Daumen die Haut dort einige Male hin und herschieben.

▶ 2. Punkt: an der Innenseite des Handgelenkes, zwei Fingerbreit oberhalb der Stelle, wo der Puls gefühlt wird, leicht klopfen.

▶ 3. Punkt: direkt unter der Kniescheibe, ein wenig nach außen in einer kleinen Mulde. Bis 5 mal fest akupressieren.

Falls Sie diese Punkte einmal bei Ihren Kindern drücken sollten, tun Sie das bitte ganz sanft und vorsichtig.

Hilfe bei Schnupfen

Eine verstopfte Nase kann bei der Wehenatmung sehr hinderlich sein. Aus diesem Grunde möchte ich auch hierzu einige Tips geben.

Natürlich ist Vorbeugen besser als Heilen, und deshalb sollten Sie rechtzeitig damit beginnen, sich etwas abzuhärten. Laufen Sie doch einfach morgens einige Minuten barfuß durchs taufrische Gras, das geht sogar auch, wenn Schnee liegt. Dann die Füße gut abtrocknen und Wollsocken anziehen. Sicher wissen Sie, daß sich auf den Fußsohlen die Reflexzonen sämtlicher Organe im Körper befinden. Diese werden dadurch intensiv zur Tätigkeit angeregt.

Machen Sie Atemübungen im Freien oder am offenen Fenster, zum Beispiel Nasenwechselatmung (siehe Seite 70) oder die 20 verbundenen Atemzüge (siehe Seite 72).

Besorgen Sie sich ein Nasenkännchen (es gibt sie in Esoterikläden), füllen Sie dieses mit warmem Wasser und etwas Meersalz. Neigen Sie den Kopf schräg über das Waschbecken und lassen das Wasser durch das linke Nasenloch ein- und durch das rechte ausfließen – das gleiche dann umgekehrt, durchs rechte Nasenloch ein und links heraus. Sie sollten sich angewöhnen, morgens und abends die Nase so zu spülen, dann werden Sie nicht mehr so anfällig für jeden kleinen Schnupfen sein. Und Sie werden sich auch gar nicht mehr ohne dieses Nasenspülen wohlfühlen, weil kein Taschentuch die Nasengänge so reinigen kann wie Wasser. Wenn Sie kein Kännchen haben, oder wenn Sie auf Reisen sind, dann geht das auch mit der hohlen Hand, indem Sie das Wasser erst zum einen Nasenloch einziehen und ausblasen, wobei Sie das andere zuhalten, und dann wechseln. Aber sanfter und doch intensiver ist es mit dem Nasenkännchen. Einen Schnupfen werden Sie auf diese Weise auch viel schneller los, und es gibt keine wunden Nasen.

Bei Schnupfen bringt auch ein Kamillen-Gesichtsdampfbad schnelle Hilfe; sie können ihm 1 Tropfen Eukalyptusöl und 1 Tropfen Kampferöl beifügen.

Anschließend tut eine Rotlichtbestrahlung von etwa 15 Minuten sehr gut.

In der Akupressur gibt es einige Punkte, die Sie jedoch gleich zu Beginn einer Erkältung drücken müssen:

▶ 1. Punkt: rechts und links direkt an den Augenbrauen neben der Nasenwurzel.

▶ 2. Punkt: rechts und links an der Nase, wo eine Brille eine Druckstelle hinterläßt.

▶ 3. Punkt: rechts und links direkt in der Falte unten am Nasenflügel.

Wer mehr über die Möglichkeiten der Akupressur wissen möchte, dem empfehle ich das übersichtlich gestaltete und vielseitige Buch von Lutz Bernau »Das große Akupressurbuch« (Ehrenwirth Verlag).

Akupressur-Punkte zum Auslösen von Wehen

Wenn während einer Entbindung plötzlich die Wehentätigkeit aussetzt, so gibt es einen bewährten Reflexpunkt, mit dessen Hilfe Sie diese recht schnell wieder in Gang bringen können. Am besten lassen Sie dies Ihren Partner tun oder bitten die Hebamme darum.

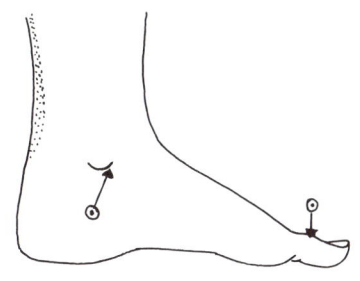

Reflexpunkt schräg oberhalb der Ferse; dort befindet sich eine druckempfindliche Stelle.

Sie finden den Reflexpunkt, indem Sie an der Innenseite des Fußes den Knöchel ertasten und von dort schräg nach unten zur Ferse gehen, bis Sie auf eine druckempfindliche Stelle treffen. Dieser Punkt ist nicht zu verfehlen, weil er in der Schwangerschaft und auch während der Zeit der Menstruation äußerst druckempfindlich ist.

In der Schwangerschaft können Sie diesen Punkt, sowohl am rechten als auch

111

am linken Fuß, mit dem Daumen vorsichtig und sanft streichelnd massieren bzw. massieren lassen, denn dadurch werden die Geburtsorgane intensiver durchblutet. Die Massage wirkt entspannend und somit schmerzsenkend, sie hat schon während der Schwangerschaft Einfluß auf die spätere Entbindung. Die Geburt wird so weniger schmerzhaft sein und viel leichter und schneller vonstatten gehen.

Reflexpunkt schon in der Schwangerschaft häufig sanft mit dem Daumen massieren .

Wenn die Wehen während einer Entbindung aussetzen, dann kann Ihr Partner mit einem Finger oder dem Daumen intensiv und stark auf diesen Reflexpunkt drücken, ja sich sogar mit kleinen Kreisen hineinbohren, und zwar abwechselnd an beiden Füßen (nicht gleichzeitig!). Das tut zwar weh, aber man bekommt damit nach spätestens 10 Minuten zu 90 Prozent die Wehen wieder in Gang, ohne daß man an den Wehentropf muß.

Diese Technik hat sich auch bewährt, um gleich zu Anfang die Geburt selbst so richtig voranzutreiben, wenn die Wehen regelmäßig werden und Sie sicher sind, daß die Entbindung begonnen hat, es sich also nicht um Vorwehen handelt.

Übrigens gibt es diesen Reflexpunkt auch bei Männern. Er ist der Reflexpunkt für die Prostata. Normalerweise ist er auch hier nicht zu spüren. Wenn er aber schmerzt, dann hatte der Mann vor einiger Zeit vielleicht Probleme mit der Prosta-

ta, oder es ist ein Hinweis darauf, daß sich dort etwas anbahnt.

Auf diese Weise kann man rechtzeitig erkennen, daß ein Arztbesuch fällig ist. Durch sanfte Massage der Reflexpunkte kann auch hier heilend auf die Prostata eingewirkt werden.

Vorbereitend auf die Geburt empfilt sich auch eine leichte Streichmassage der Wadenmuskeln (siehe Zeichnung S. 111), denn auch dort sind Reflexzonen der Geburtsorgane. Legen Sie sich dazu bequem auf den Rücken, stellen Ihre Beine an und lassen Ihren Partner mit den Handflächen von der Ferse aufwärts über die Waden streichen, wobei nur zum Herzen hin gearbeitet werden soll – also immer wieder neu bei der Ferse beginnend aufwärts streichen. Fangen Sie immer am rechten Bein an und gehen dann zum linken über. Vorsicht bei Krampfadern!

Vorn auf der Großzehe beider Füße befindet sich ein interessanter Reflexpunkt, den Sie sich unbedingt merken sollten. Über diesen Punkt können Sie durch leichte, ruhig kreisende Massage äußerst beruhigend bei Streß, Angst und Aufregung auf den Körper einwirken. Auch Einschlafschwierigkeiten lassen sich damit beheben. Merken Sie sich diesen Punkt später für Ihre Kinder, denen Sie damit auch sehr helfen können, Ängste zu bewältigen.

Hilfe in der Schwangerschaft durch Edelsteine

Jade ist ein guter Freund der Schwangeren. Sie sollten, wenn Sie sich dazu entschlossen haben, während der Schwangerschaft einen Stein in der Jacken- oder Hosentasche oder als Ring oder Armband bei sich tragen, weil er dann mit seiner äußerst sanften und beruhigenden Schwingung auf den Bauchbereich einwirken kann. Man sagt, daß Jade auch den Geburtsverlauf günstig beeinflußt, und daß sogar die Geburtsschmerzen um ein Vielfaches geringer sein sollen. Außerdem soll Jade bei Grippe, Neuralgien, Nierenleiden und Ermüdungserscheinungen helfen.

Spirituell gibt uns Jade die Fähigkeit zu lieben und schenkt uns tiefe Freude.

Auch der **Jaspis**, ein rotbräunlicher Edelstein, hilft durch seine ausgleichende Schwingung Müttern bei der Geburt. Außerdem löscht er negative »Aufzeichnungen«. Auch schreibt man ihm die Fähigkeit zu, Radioaktivität aus dem Körper zu ziehen und Wasseradern zu »entschärfen«. Er hilft bei Blähungen und Verstopfung. Beim Tragen sollte er mit der Haut Kontakt haben.

Spirituell schützt er uns vor Negativ-Beeinflussung und bringt Körper und Geist in Harmonie.

Der **Chrysokoll** hilft, wie auch der Rubin, Früh- und Fehlgeburten vorzubeugen und reguliert den Hormonhaushalt. Außerdem ist er hilfreich bei Menstruationsbeschwerden. Auch bei Nackenschmerzen bringt er Erleichterung. Er beruhigt die Nerven und wirkt fiebersenkend.

Spirituell soll er bei überschießenden Emotionen, besonders bei Jähzorn, helfen und Gelassenheit und inneren Frieden schenken. Er fördert die Intuition.

Der **Karneol** zieht nicht nur Negativ-Energien aus dem Körper, er wirkt auch entwässernd und senkt erhöhten Blutdruck. Bei schmerzenden Krampfadern und Venenentzündungen legt man einen flachen Stein auf die betroffenen Stellen.

Meine Mutter zum Beispiel hat jeden Tag ihre Karneole im Strumpf, ohne die sie kaum laufen kann. Nach 5 bis 10 Minuten setzt meist die wohltuende Wirkung ein. Der Karneol hilft erfahrungsgemäß auch bei kalten Füßen.

In der Schwangerschaft sollten Sie sich, wenn Sie sich für die Edelsteintherapie erwärmen können, den Karneol öfter einmal für eine Viertelstunde auf den Bauch legen.

Spirituell ist er ein außerordentlicher Kraftstein. Er erdet und schenkt Vitalität.

Der **Bernstein** fördert die Selbstheilung. Er soll der beste Heilstein überhaupt

Spülen Sie vor jedem Tragen den Edelstein unter fließendem kaltem Wasser ab. Damit reinigen Sie ihn von negativen Energien.

sein, weil er so intensiv wie kein anderer die Negativ-Energien aus dem Körper zieht, diese dann aber, wenn er nicht abgespült wird, hundertfach potenziert an den Träger wieder abgibt und ihn damit krank machen kann. Es ist also gerade bei diesem Stein unbedingt auf die Reinigung zu achten.

Ansonsten kann der Bernstein bei fast allen Schmerzen angewandt werden, indem man ihn einfach auf die betroffenen Stellen auflegt. Bei meinen Kindern konnte ich die heilsame Wirkung von Bernstein bei Ohrenschmerzen, Halsschmerzen, Grippe, Knochenverletzungen und bei Entzündungen selbst erfahren. Er hilft beim Zahnen, auch wenn Sie den Stein von außen an die schmerzende Stelle halten oder mit einem größeren Stein direkt über die Stelle reiben (doch Vorsicht, weil das Kind den Stein verschlucken könnte!).

Bernstein wirkt außerdem bei Heuschnupfen und Hautausschlägen. Nehmen Sie aber zur Behandlung keinen Stein mit irgendwelchen Tiereinschlüssen, und vergewissern Sie sich, daß es ein echter und nicht ein gepreßter oder synthetischer Stein ist. Viele Bernsteine sind nicht echt, auch wenn sie so aussehen.

Benutzt man Bernstein zusammen mit einem Bergkristall, so erhöht sich die heilende Wirkung um ein Vielfaches. Spirituell befreit er von Ängsten und schützt

Bei Schlafstörungen Edelstein-therapie anwenden!

vor überschnellen Panikentscheidungen. Er schenkt innere Ausgeglichenheit.

Der **Amethyst** soll hier nicht fehlen, denn er wirkt hervorragend bei Kopfschmerzen und Migräne. Sie können die schmerzenden Stellen mit dem Stein reibend behandeln.

Es sollte ein Amethyst von dunkler Farbe sein, weil diese mehr auf den physischen Körper wirkt, wogegen die hellen Steine ihre Wirkung mehr im feinstofflichen Bereich entfalten. Sie führen den Menschen tief in mystisches Verständnis ein. Auch stärkt der Amethyst die innere Willenskraft und hilft, den eigenen Willen mit dem göttlichen Willen in Einklang zu bringen.

Bei Schlafstörungen und schweren Träumen sollten Sie einen Edelstein unter Ihr Kopfkissen legen. Wählen Sie hierfür die Farbe nach Ihrer eigenen Intuition aus.

Einer der wichtigsten Steine ist der **Bergkristall**, der hier deshalb auch nicht fehlen darf. Er schenkt im allgemeinen Kraft und Vitalität und hat eine große reinigende Wirkung. Zusammen mit Jaspis und Magnesit soll er gegen Übergewicht helfen.

Spirituell ist der Bergkristall ein großer Schutzstein gegen negative Energien (auch in Wohnräumen), löst Energieblockaden und verleiht Feinfühligkeit im Umgang mit den Menschen.

Thema Stillen

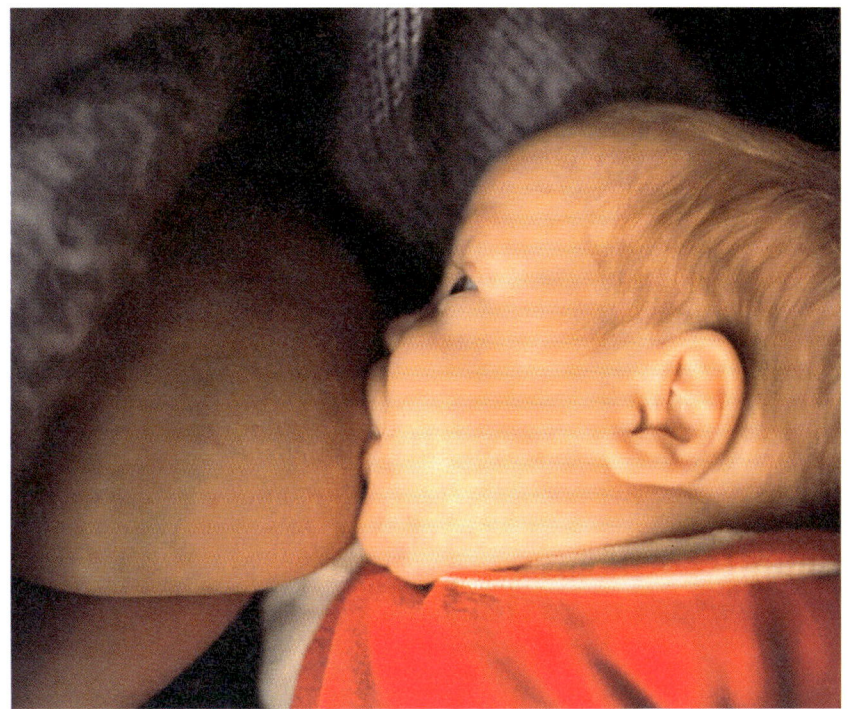

Muttermilch ist jeder künstlichen Nahrung vorzuziehen.

Zum Thema Stillen gibt es inzwischen ausreichend einschlägige Literatur, so daß ich nur das erwähnen möchte, was mir zusätzlich wichtig erscheint.

Daß das Stillen eine für die Psyche und die Gesundheit von Mutter und Kind äußerst wichtige Sache ist, hat sich – nach einer stillfeindlichen Periode – inzwischen wieder herumgesprochen. Stillen ist heute wieder »in«.

Trotz der Belastung durch Umweltgifte ist die Muttermilch jeglicher künstlichen Nahrung vorzuziehen (übrigens ist Kuhmilch genauso belastet, das Gras ist nämlich auch nicht mehr das, was es früher einmal war!), denn keine Fertig-

Muttermilch ist exakt auf den Bedarf des Babys abgestimmt.

nahrung ist dem Bedarf des Säuglings so angepaßt wie die Muttermilch. Das beginnt schon mit der Vormilch (Kolostrum), die besonders wichtig ist, weil sie dem Baby für einen längeren Zeitraum Immunschutz gegen diverse Kinderkrankheiten bietet und ihm wichtige Nährstoffe zuführt. Sie hilft außerdem, den Darm des Säuglings besonders schnell vom Mekonium zu befreien und schützt gegen starke Neugeborenengelbsucht. Um die Bildung der Vormilch anzuregen, die etwa ab dem 5.-6. Schwangerschaftsmonat beginnt, wird ärztlicherseits empfohlen, täglich etwas Vormilch auszudrücken. So können Sie eine Öffnung der Milchgänge erreichen und eventuell Stauungen vermeiden. Außerdem steigern Sie die Menge dieser wertvollen Vormilch, und sogar das Einschießen der »richtigen Milch« findet oft früher statt.

Einen ganz besonderen Vorteil hat die Muttermilch gegenüber jeglicher Fertignahrung: Sie ist nämlich im 1. Monat ganz anders beschaffen als im 3. und im 6. Monat; sie wird jeweils genau auf den Bedarf des Kindes abgestimmt. Es gibt keine Fertignahrung, die da mithalten könnte. Und außerdem ist Muttermilch auch noch billiger!

Brustkinder sind niemals dickleibig und leiden wesentlich seltener an Allergien, wie z.B. Heuschnupfen. Falls eine Allergiebelastung innerhalb der Familie vorhanden ist und Sie deshalb nicht stillen können, sollten Sie auf jeden Fall auf eine antiallergische Babynahrung achten.

Gestillte Babys haben nachweislich wesentlich weniger unter den gefürchteten 3-Monats-Koliken zu leiden, weil Muttermilch leicht verdaulich ist. Flaschenmilch führt oft auch zur Verstopfung.

Wenn Sie stillen, ersparen Sie sich den ganzen Aufwand des Fläschchen-Sterilisierens und -Zubereitens. Wie problemlos läßt sich beim Kaffeeklatsch oder unterwegs im Auto schnell der Pullover etwas zur Seite schieben, und das »Fläschchen« ist fertig – genau richtig temperiert, weder zu heiß noch zu kalt.

Ein wichtiger Aspekt ist auch die optimale Entwicklung des kindlichen Kiefers bei längerem Stillen. Die Mutterbrust ist den diversen Saugern und Nuckeln weit überlegen. Gestillte Kinder haben auffallend seltener Zahnfehlstellungen und Karies.

Brustkinder sind möglicherweise auch intelligenter, was auf die besondere Zusammensetzung der Muttermilch (mehr Linolensäure und Taurin) zurückzuführen ist, die eine bessere Ausbildung der Gehirnzellen bewirkt.

Denken Sie daran – jede Frau kann stillen! Auch wenn sich anfangs Schwierigkeiten ergeben sollten durch Hohl- oder Flachwarzen, Kaiserschnitt, schwierige Geburten oder sogar die Abstillspritze. Manchmal braucht man etwas Geduld. Auch kann sich der Milcheinschuß verzögern, so daß sie erst nach acht Tagen und nicht schon nach drei bis vier Tagen einschießt.

Wichtig für das Stillen ist sowohl eine bequeme Lage – im Bett bietet sich die Seitenlage an und im Sessel soll die Armlehne den Arm der Mutter stützen – als auch eine friedvolle und harmonische Umgebung. Sorgen Sie für Ruhe und verlegen Sie in der Klinik sämtliche Besuche auf einen späteren Zeitpunkt. Ein ausgeglichenes Baby ist der Dank dafür. In einer ungestörten Umgebung finden Sie am schnellsten zu Ihrem eigenen Rhythmus und zu dem ihres Kindes.

Lassen Sie sich in der Klinik vom geschulten Personal helfen (aber nicht verunsichern), und wenden Sie das Gelernte so oft wie möglich an, auch was das Wickeln anbetrifft. So haben Sie es später zu Hause wesentlich leichter. Bei allem, was Sie tun, sollte jedoch Ihre eigene »innere Stimme« der wichtigste Ratgeber sein. Als Mutter haben Sie ja einen sogenannten siebten Sinn, was Ihr Baby anbetrifft; auf den zu hören erscheint mir, nach meinen eigenen Erfahrungen, am allerwichtigsten.

Seit einigen Jahren ist das »Rooming-in« in den Kliniken zum Glück nichts Außergewöhnliches mehr, wird jedoch um der Nachtruhe willen jeweils unterschiedlich gehandhabt. Es gibt viele gewichtige gesundheitliche Gründe, der Mutter in den ersten Tagen zu einer ungestörten Nachtruhe zu verhelfen. Aber wenn Sie selbst in sich den unerträglichen Drang verspüren, Ihr Kind auch während der Nacht bei sich zu behalten, dann sollten Sie darauf drängen. Ich weiß aus Erfahrung, daß eine Mutter, die diesen Wunsch unterdrückt, sowieso nicht schlafen wird, weil sie bei jedem Babyschrei, den sie hört, meint, es wäre ihr eigenes Kind und oftmals bittere Tränen weint.

Für das nächtliche »Rooming-in« gibt es keine Allgemeinregel, ich persönlich halte jedoch den psychischen Faktor dabei für ebenso schwerwiegend wie den gesundheitlichen Aspekt. Liegen Sie in einem Mehrbettzimmer, so sollten Sie gemeinsam mit Arzt und Pflegepersonal nach einer Lösung suchen, die Ihnen ein nächtliches Rooming-in ermöglicht, ohne daß den Mitpatientinnen die Nachtruhe geraubt wird. Oftmals ist auch das Personal bereit, Ihnen Ihr Baby gegebenenfalls nachts zum Stillen zu bringen.

Gerade in den ersten Tagen entsteht diese wundervolle Mutter-Kind-Verbundenheit, die für die spätere seelische Ent-

Die Vorteile des Rooming-in für Mutter und Kind.

Der wichtigste Ratgeber ist Ihre eigene innere Stimme!

117

wicklung des Kindes sehr wichtig ist. Viele sagen sogar, daß die ersten 24 Stunden die wichtigsten seien. Oftmals sind jedoch die Nachwehen in der ersten Nacht so heftig und schmerzhaft, daß zu überlegen ist, ob Sie das Kind unter diesen Umständen nicht doch lieber in das Babyzimmer geben sollten. Es kann Ihnen ja, wie gesagt, auf Wunsch gebracht werden, falls es weinen sollte. Erwiesen ist, daß Mütter, die ihr Baby von Anfang an bei sich behalten, viel weniger unter den bekannten Wochenbett-Depressionen leiden.

Lassen Sie sich vom Stillen nicht abbringen!

Da der Saugreflex sofort nach der Geburt am stärksten ist, sollten Sie Ihr Kind unbedingt schon im Kreißsaal anlegen. Manchmal läßt die Milch, wie schon erwähnt, etwas auf sich warten oder fließt recht spärlich, aber Sprüche, wie »...das reicht sowieso nicht«, sollten Sie so schnell wie möglich vergessen. Ich selbst habe erst bei meinem dritten Kind richtig und lange (2 1/2 Jahre) stillen können, nachdem ich mich entschlossen hatte, auf nichts und niemanden außer auf meine eigene innere Stimme zu hören.

Schnell werden Sie merken, daß die Babys ihren eigenen Rhythmus von Schlafen-Trinken-Schlafen haben, und daß dieser nicht unbedingt mit dem Rhythmus Ihrer Klinik zusammenfällt. Zum Glück gibt es ja jetzt fast überall das Rooming-in, und somit ist es relativ einfach, sich dem Rhythmus Ihres eigenen Kindes anzupassen. Das ständige Wiegen vor und nach dem Stillen werden Sie sicher schnell aufgeben, da es Mutter und Kind nervös macht. 1 bis 2 mal die Woche sollten Sie eine Gewichtskontrolle durchführen, um sicher zu stellen, daß ihr Kind zunimmt. Beim ersten Kind ist man natürlich noch unsicher; wenn Sie aber den Wunsch haben, das Kind wenigstens einmal am Tag zu wiegen, dann tun Sie es.

Noch nie ist ein Kind an einer vollen Brust oder vor einem vollen Teller verhungert! Und ein hungriges Baby macht sich lautstark bemerkbar. Die kleinen Wesen holen sich schon, was sie brauchen, und wissen oft selbst viel besser als Sie und die Statistik, was ihr Körper benötigt und vor allem auch wieviel. Mit Zwang eingeflößte Nahrung und auch ein Zuviel kommt meist im hohen Bogen wieder heraus. Natürlich kann es auch Hindernisse geben – zum Beispiel Flach- oder Hohlwarzen -, die das Stillen erschweren. Aber dagegen läßt sich ja schon in der Schwangerschaft erfolgreich etwas tun.

Überhaupt sollten Sie schon während des letzten Drittels der Schwangerschaft morgens und abends Ihre Brust warm und kalt abduschen, um die Durchblutung zu fördern. Anschließend mit einem Frotteehandtuch (ohne Weichspüler!) kräftig

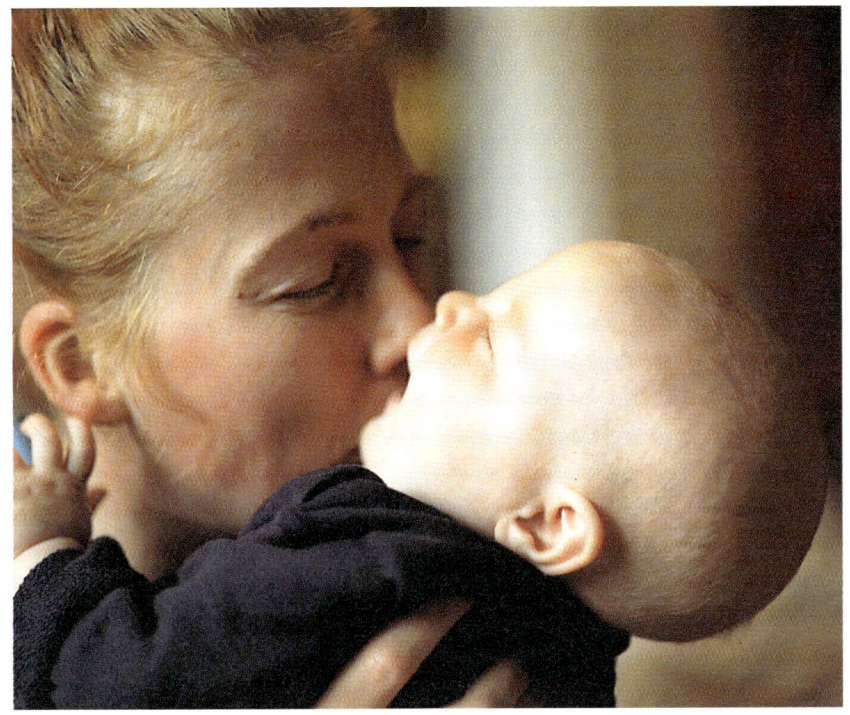

**Körperkontakt
ist für das Baby
sehr wichtig.**

trockenrubbeln und mit einer Creme oder Mandelöl ab und zu sanft massieren. Auch Bürsten wirkt sich günstig aus.

Sehr wichtig ist – nicht nur bei Flach- und Hohlwarzen – eine »Spezialbehandlung« der Brustwarzen, die mir eine Hebamme verraten hat: Ziehen Sie die Brustwarzen mit Daumen und Zeigefinger heraus und »zwirbeln« Sie sie kräftig durch. So oft wie möglich. Gegen Ende der Schwangerschaft sollte das zum täglichen Programm gehören.

Noch etwas anderes können Sie gegen Ende der Schwangerschaft tun. Streichen Sie regelmäßig Ihre Brust aus. Das fördert das Einschießen der Vormilch und kann, zusammen mit der Behandlung der Brustwarzen, viel dazu beitragen, daß es später keine Probleme gibt.

Frauen, die zu Frühgeburten neigen, sollten in dieser Hinsicht allerdings nicht zuviel tun. Bevor Sie mit dem Ausdrücken der Milch beginnen, massieren Sie mit beiden Händen mehrmals von hinten beginnend Ihre Brust auf die Brustwarze hin. Zum Ausdrücken selbst stützen Sie nun

Ihre Brust mit der einen Hand, während die andere Hand, mit Daumen und Zeigefinger auf dem Warzenhofrand liegend, ständig mit etwas Druck zuerst nach hinten zum Brustkorb schiebt, danach vor zur Brustwarze, nach hinten, nach vorn usw. ... und dabei langsam rund um die Brustwarze herumwandert, aber immer auf dem Warzenhofrand bleibt.

Sie brauchen dazu etwas Geduld und Übung, denn oftmals klappt die Sache nicht auf Anhieb.

Stillende Mütter solten sich verwöhnen lassen!

Gegen Hohlwarzen besorgen Sie sich am besten sogenannte »Brustschilder«, die es in allen Stillgruppen gibt, die aber auch über die Apotheke bestellt werden können (Fa. Medic Eschmann, 2000 Hamburg 19). Die Brustschilder sind nicht sehr teuer.

Diese sollten Sie bereits ab der 30. Schwangerschaftswoche im BH tragen und davor für eine gute Abhärtung Ihrer Brustwarzen gesorgt haben, denn beim Tragen dieser »Brustschilder« entsteht ein Vakuum, durch das die Brustwarzen noch empfindlicher werden.

Nicht selten kommt es gerade am Anfang des Stillens zu einer Entzündung der Brustwarzen. Bewährt haben sich in solchen Fällen Rotlichtbestrahlungen (5 Minuten pro Seite), hauchdünnes Einreiben mit Wallwurz-Beinwell-Salbe (Comfrey Ointment), das Sie aber vor dem Stillen abwischen sollten; manche bestäuben die Brustwarzen einfach mit Puderzucker. Hervorragend hilft ein kleines Fläschchen Mandelöl, dem ein Tropfen Rosenöl beigegeben wird, oder Sie nehmen Johanniskrautöl, das allerdings nicht bei Sonnenlicht und Wärmeanwendung benutzt werden darf. Das Betupfen der Brustwarzen mit Salbeitinktur wirkt oft Wunder, und in vielen Kliniken stellt man den Wöchnerinnen ein Fläschchen von vornherein auf den Nachttisch.

Der beste Brustwarzenschutz ist der Speichel des Babys! Wischen Sie deswegen Ihre Brüste nicht ab nach dem Stillen, sondern lassen Sie die Brustwarzen einfach in der Luft trocknen. All die vielen Cremes und Sprays sind meist überflüssig, ja sie rufen im Gegenteil oft Allergien und Hautreizungen hervor. Hygiene steht an erster Stelle, wenn man stillen möchte, und deswegen sollte für Sie das Händewaschen vor dem Anlegen selbstverständlich sein.

Manchmal kommt es auch vor, daß der Milchflußreflex gestört ist, das Stillen ist dann sehr schmerzhaft. Oft verordnet der Arzt als vorübergehende Lösung das Syntocinon-Spray, welches durch das Hormon Oxytocin den Fluß der Milch bewirkt. Da die Ausschüttung des Oxytocins durch das Streßhormon Adrenalin verhindert wird, sind eine friedvolle Umgebung und Ruhe beim Stillen sowie ein harmonisches Familienleben ungemein wichtig.

Warum haben so viele Frauen Stillprobleme, wenn sie wieder zu Hause sind? Weil der Haushalt und das unruhige Leben ihre Wirkung nicht verfehlen. Lassen Sie doch den Haushalt einmal liegen, machen Sie nur das Nötigste und planschen Sie nicht soviel mit den Händen im kalten Wasser herum. Auch die Fenster können eine Weile ungeputzt bleiben. Verteilen Sie die Arbeit auf die übrigen Familienmitglieder, auf Verwandte und Freunde. Im Orient z.B. wird die Mutter 40 Tage lang verwöhnt; Verwandte, Freunde und Nachbarn kochen, putzen und waschen. Machen Sie es genauso, lassen auch Sie sich verwöhnen! Legen Sie öfter eine Ruhepause ein, in der sie die in der Schwangerschaft gelernte Entspannung anwenden, vielleicht sogar mit beruhigender Musik. Auch Atemübungen beruhigen und führen dem Körper den so sehr benötigten Sauerstoff zu. Zudem sind Sie dann auch nicht mehr so anfällig gegen Erkältungskrankheiten.

Ich selbst habe nach jedem Stillen zusätzlich noch abgepumpt, zum einen, um die Milchproduktion anzuregen, zum anderen, um einer eventuellen Brustentzündung durch verbleibende Milchrückstände vorzubeugen, aber auch (und dieser Punkt ist nicht unwesentlich), um einmal frei zu sein vom Still-Zeitplan und eigenen Dingen nachgehen zu können, zum Beispiel um zur abendlichen Rückbildungsgymnastik zu gehen, während das Baby vom Vater oder der Oma gefüttert wird. In sterilisierten Fläschchen läßt sich die abgepumpte Milch mühelos bis zu 24 Stunden im Kühlschrank aufbewahren. Vom Einfrieren rate ich ab, weil sich die Zusammensetzung der Milch täglich ändert.

Den Fluß der Muttermilch kann man verstärken.

Haben Sie von Anfang an zuviel Milch, so regt die Pumpe die Produktion natürlich noch mehr an. Dann sollten Sie die Brüste lieber ausstreichen und kalte Umschläge machen, um die Überproduktion zu drosseln.

Was die Pumpen anbetrifft, ziehe ich persönlich die elektrischen Pumpen den Handpumpen vor, weil sie leicht zu handhaben sind und die Brüste besser leerpumpen können. Nur sind sie eben nicht ganz billig.

Zwischen dem 7. und dem 10. Tag und um die 4. und 6. und 12. Woche herum findet bei den Babys ein Wachstumsschub statt. Viele Frauen sind dann verunsichert, weil die Kinder plötzlich viel mehr trinken wollen. Unbegreiflicherweise haben die Kleinen 1 bis 2 Tage lang alle 2 Stunden Hunger, und der ganze schöne Rhythmus ist plötzlich völlig durcheinander. Regen Sie sich nicht auf, nach 1 bis 2 Tagen hat Ihre »Milchfabrik« mehr Milch

Bei Blähungen des Babys müssen Sie sofort Vollkornbrot und Kaffee meiden!

produziert, und alles spielt sich wieder ein. Immer sollten Sie beide Seiten anlegen. Hören Sie zum Beispiel mit der rechten Brust auf, so beginnen Sie das nächste mal genau mit dieser.

Womit läßt sich die Milchproduktion steigern?

Zum einen gibt es milchbildende Tees, die Sie aber auf keinen Fall vor dem Einschießen der Milch trinken sollten, weil sie sonst große Probleme bekommen könnten. Gegen zu pralle Brüste bei schmerzhaftem Milcheinschuß helfen kühlende Umschläge. Desweiteren gibt es Bierhefetabletten, die die Milchproduktion fördern. Morgens einen Eßlöffel Sesamkörner aus dem Reformhaus entweder pur oder in Joghurt regt ebenfalls stark an. Wer keine Gewichtsprobleme hat, kann sich aus türkischen oder griechischen Geschäften das aus Sesamkörnern hergestellte »Tahin Helva« besorgen, ein zwar sehr süßer aber wunderbar schmeckender Brotaufstrich.

Er fördert durch Sesam und Zucker die Produktion von Muttermilch. Auch der Saft von eingemachtem Obst (Kompott) hat ähnliche Wirkung. Ebenso zu empfehlen sind Wassermelonen. Der Vorteil ist, daß diese Mittel nicht blähen.

Überhaupt sollten Sie aufmerksam sein bezüglich der Nahrung, die Sie zu sich nehmen, denn alles was Sie essen

Sie können sich ein sehr gutes Öl zum Einreiben des Bauches selbst herstellen: 50 ml Mandelöl (oder 25 ml Mandelöl + 25 ml kaltgepreßtes Olivenöl), je 3 Tropfen Anis-, Fenchel-, Kümmel-, Koriander-Öl. Sie können anschließend eine Wärmflasche (nicht zu heiß) auflegen. Wärmflaschen sind zwar hilfreich, haben jedoch den Nachteil, daß sie oft auslaufen und Verbrühungen verursachen. Sie sollten das bedenken.

wird Ihr Baby kurze Zeit später in flüssiger Form auch »essen«. Es ist haarsträubend, was in manchen Kliniken den Wöchnerinnen als Mahlzeit serviert wird. Da findet man von Kohlrouladen bis Sauerkraut alles mögliche. Also benutzen Sie Ihren gesunden Menschenverstand bzw. Mutterverstand und achten Sie darauf, was Sie essen und trinken. Was bei Ihnen Blähungen verursacht (zum Beispiel Kaffee oder Vollkornbrot), bekommt mit Sicherheit auch dem Baby nicht. Falsche Stilltechnik kann ebenfalls Blähungen verursachen. Da die Milch sich sogar während des Stillens verändert – sie ist anfangs wasser- und zuckerreich (gegen den Durst) und gegen Ende des Stillens nährstoffhaltiger und sättigender – ist es äußerst wichtig, daß das Baby nicht nur kurz an beiden Brüsten trinkt, sondern erst eine Brust leertrinkt. Denn wenn das KInd nur dünne Milch bekommt, ist der Fettanteil zu gering und der Anteil an Milchzucker zu hoch; dieser kann im Darm des Babys nicht vollständig abgebaut werden, deshalb kommt es zu Blähungen.

Leidet Ihr Baby an Blähungen, so hilft oft ein Tee aus Fenchel-Anis und Kümmel (ungesüßt), und zwar von Kind und Mutter getrunken. Legen Sie Ihr Kind oft bäuchlings auf Ihren Bauch. Die Wärme Ihres Leibes tut Ihrem Baby gut; auch ein Grund für die wachsende Beliebtheit der Babytragetücher. Sie können auch das Bäuchlein ihres Babys leicht massieren, nur achten Sie darauf, daß Sie keine kalten Hände haben. Es empfielt sich, die Hände vorher aneinander zu reiben, um den elektromagnetischen Fluß Ihrer Energiezentren (Chakren) in den Handflächen anzuregen.

Überhaupt sollten Sie besonderen Wert auf gute Ernährung legen, zu der auch viel Frischkost gehört. Müslis, frische Milch und Joghurt bereichern die Ernährung. Auf Süßigkeiten verzichten Sie besser, ebenso auf Zitrusfrüchte. Aber trinken müssen Sie reichlich, zum Beispiel Kräutertees und Fruchtsäfte. Kohlensäurearmes bzw. stilles Mineralwasser ist den kohlensäurehaltigen Getränken vorzuziehen, da diese wiederum beim Baby Blähungen verursachen können.

Abschließend noch eine Warnung: Ich selbst weiß, wie wunderbar das Stillen in den ersten Tagen ist, wenn dieses kleine Wesen an Mutters Brust nuckelt und schnieft – und es tut ja auch nichts weh. Damit es aber weiterhin so schön bleibt, sollten Sie unbedingt darauf achten, daß das Baby in den ersten Tagen nicht länger als 5 Minuten (höchstens 8 Minuten, je nach Hautverträglichkeit) an jeder Brust trinkt. Das reicht am Anfang völlig aus. Wenn Sie diese kleine wichtige Warnung beachten, werden Sie und Ihr Kind das Stillen sicher genießen

.Im vgs-Verlag ist ein Buch über die Plazenta-Therapie von Cornelia Enning erschienen, das ich Ihnen wärmstens empfehlen möchte, schon allein im Hinblick auf die Behandlung von Blähungen und Stillproblemen.

Eine Übung für stillende Mütter

Da diese Übung gewöhnlich einige Zeit erfordert, bevor Sie mit ihr richtig arbeiten und eine Wirkung feststellen können, sollten Sie schon während der Schwangerschaft damit beginnen. Sie hilft sehr gut gegen Brust- und Brustwarzenentzündung. Natürlich am besten vorbeugend! Und sie reichert die Muttermilch stark mit Energie an, was der Entwicklung Ihres Kindes (v.a. der geistigen) sehr förderlich ist.

1. Teil Sie sitzen bequem mit geradem Rücken oder stehen. Während der ersten Tage nach der Entbindung ist es unter Umständen auch möglich, dabei zu liegen, jedoch sind aufrechte Stellungen mit geradem Rücken der horizontalen Lage vorzuziehen, weil die Energien dann besser fließen können.

Sie halten die Arme angewinkelt und die Handflächen geöffnet nach oben, nachdem Sie Ihre Hände aneinander gerieben haben (das aktiviert die Energiezentren in Ihren Händen). Nun schließen Sie die Augen, atmen in der Yoga-Vollatmung ein und konzentrieren sich auf Ihre Handflächen und das dritte Auge (der Punkt zwischen den Augenbrauen). Stellen Sie sich bildlich vor, wie Sie über Ihre geöffneten Handflächen und über Ihr drittes Auge Lichtenergie aufnehmen und in Ihr Sonnengeflecht (Solarplexus, etwa 2 Fingerbreit über dem Bauchnabel) leiten. Ausatmend verströmen Sie dort diese Energie und stellen sich vor, wie aus einem Lichtfunken eine große Lichtkugel wird.

Sehr nützlich ist es, wenn Sie dabei den Energiestrom und die Lichtkugel bildlich vor sich sehen (visualisieren). Konzentrieren Sie sich ganz auf diese Energie-Lichtkugel, anfangs über mehrere Atemzüge hinweg, bevor Sie wieder neu einatmen, neue Energie in den Solarplexus führen und wieder die Lichtkugel dort stärker werden lassen. Bei regelmäßiger Übung werden Sie im Laufe der Zeit tatsächlich eine heiße Kugel in sich wahrnehmen.

2.Teil Nun beginnt der zweite Teil der Übung: Sie ziehen einatmend wieder Energie und Licht in den Solarplexusbereich, visualisieren die Lichtkugel und leiten dann ausatmend die gesamte gesammelte Energie in Ihre Brüste und Brustwarzen. Stellen Sie sich dabei vor, wie Ihre Brüste sich mit Lichtenergie auffüllen, wie sie wachsen und dieser heiße Lichtenergiestrom die Brustwarzen erreicht und sie heilt. Konzentrieren Sie sich voll auf Ihre Brüste und die starke Hitze, die Sie dort empfinden, sowie die Heilung, die dort stattfindet. Dabei können mehrere Atemzüge vergehen.

Dann beginnen Sie erneut mit der Einatmung neuer Energie, die Sie in den Solarplexus hineinziehen und als heißen Energiestrom bei einer Ausatmung wieder in Ihre Brüste senden. Wiederholen Sie diesen Vorgang mehrere Male, um eine wohltuende Wirkung zu erzielen.

Anfangs müssen Sie wie gesagt häufig üben, später reichen etwa 5 Minuten für die Durchführung der Übung. Besonders wirksam ist diese Übung abends kurz vor dem Schlafengehen, weil sie dann über Nacht nachwirken kann. Ich habe sie selbst in dieser Form seinerzeit durchgeführt und hatte am nächsten Morgen keinerlei Beschwerden mehr an Brust und Brustwarzen.

Natürlich können Sie diese Übung auch vorbeugend praktizieren und auf diese Weise die Milch mit starker Energie aufladen, was Ihrem Baby sehr gut tun

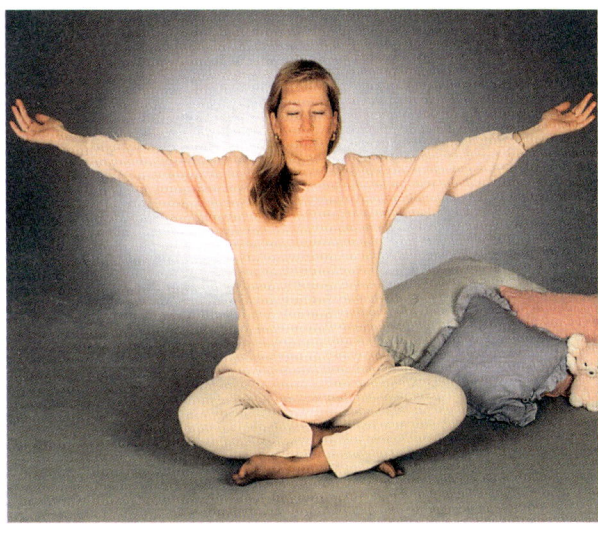

wird. Aber üben Sie bitte niemals während des Stillvorganges. Beim Stillen sollten Sie sich voll und ganz auf Ihr Baby konzentrieren und diese »Zwiesprache« genießen, völlig mit Ihrem Baby vereint. Keine Übungen und überhaupt nichts darf diese schönen Minuten stören.

Die beschriebene Übung läßt sich auch bei jeglicher Art von Schmerzen in Ihrem Körper anwenden. Sie schicken den Energiestrom einfach – anstatt in Ihre Brüste – an die jeweilige schmerzende Stelle (zum Beispiel Rücken, Arme, Beine) und visualisieren Heilung. Sie werden erstaunt sein, wie schnell die Wirkung oft einsetzt.

Schon während der Schwangerschaft sollte diese Übung für stillende Mütter öfter praktiziert werden.

125

Register

Ablösungsprozeß 93
Abschirmung von Negativenergien 19
Abstillspritze 117
Ajna-Chakra 25
Akupressur 109, 111
Alphatraining 96
Alphazustand 97
Amethyst 114
Anahata-Chakra 25
Anant Vayu 78
Ängste, unbewußte 94
Antimeteorismushaltung 34
Apana Vayu 78
Ardha-Matsyendrasana 54
Aromatherapie 109
Asanas 24, 26
Astral-Körper 24
Atemrhythmus 95
Atemtechniken 11, 12
Atemübungen 23, 67
Ätherischer Körper 24, 126
Atmung 55
Aura 69, 82
Ausatmung 84, 87

Baden und Yoga 24
Bandscheibenschäden 43
Bauchatmung 44, 47, 67, 73
Bauchschmerzen 68
Bauchtanz 65
Beckenboden 84
Beckenbodenmuskulatur 31
Beckenboden-Training 31
Beckenendlage 66
Bergkristall 114
Bernstein 113
Blähungen 122
Blickkontakt zur Mutter 104
Blockaden 28, 86, 94
Blutdruck 70
Brechreiz 110
Bronchien 70
Brüste 125
Brustentzündung 124

Brustkinder 116
Brust-Klopf-Übung 72
Brustkorbatmung 68
Brustmuskulatur 44
Brustschilder 119
Brustwarzen 119
Brustwarzenentzündung 124
Brustwirbelsäule 49

Chakras 24
Chrysokoll 113

Dammschnitt 102
Dehnung des Beckenbodens 33
Drehsitz 28, 54
Drehsitzübung 54
Dreieckshaltung 56

Edelsteintherapie 109, 113
Eigenchiropraktik 43
Einatmen von Lichtenergie 37
Einatmung 84, 87
Elektromagnetisches Feld 8, 25, 38
Energie 11, 24, 69
Energieblockaden 114
Energiefeld 69
Energiefluß 75
Energiehülle 82
Energiestrom 11, 69, 74, 93, 124
Energiezentren 24
Entbindung, schmerzarme 97
Entspannung 76, 78, 79
Entspannungsphase 9
Entspannungstechnik 11, 12, 78, 89
Entspannungsübung 80
Episiotomie 102
Erdenergie 25, 57
Erkältungskrankheiten 70
Ernährung der Wöchnerin 121
Ernährung des Babys 122
Eröffnungsphase 83
Eröffnungswehen 103
Erweiterte Yoga-Vollatmung 69
Essen und Yoga 24

Farbtherapie 51
Fehlhaltungen 26
Feinstoffliche Körper 24
Fettanteil 122
Fischentspannung 30, 42, 46
Fisch-Übung 39
Flachwarzen 117, 118
Flexibilität durch Yoga 28
Frischkost 122
Froschsitz-Übung 40

Geburtswehen 103
Gefühlsstau 94
Geistig-seelischer Effekt 55
Gleichgewicht, seelisches 26
Glücksgefühl 79
Grätschsitz-Übung 35
Gymnastik, geburtsvorbereitende 9

Halbmond-Übung 37
Halbzeit 13
Haltungschäden 43
Hämorrhoidalbeschwerden 51
Hara 14, 26, 68
Harmonisierung der Energiezentren 34, 36
Hexenschuß 49
Hohlwarzen 117, 118
Hörwahrnehmung des Embryos 16
Hüft-Seitenschwung-Übung 58
Hyperventilation 86

Indische Brücke 66
Intensive Nasenatmung 69
Ischiasbeschwerden 27, 40, 43, 51, 53. 54

Jade 113
Jaspis 113
Jatara-Parivartanasana 51

Kaiserschnitt 117
Karneol 113
Kartoffelpackung 52

Katze-Übung 60
Kausal-Körper 24
Kleidung und Yoga 24
Kneippísche Wechselduschen 53
Kolostrum 116
Kontakt zum Embryo 19
Konzentrationsübungen 40
Körperwärme der Mutter 43
Kosmischer Energiestrom 74
Kreuzschmerzen 22, 56
Krokodilsübungen 28, 42, 43, 44
Kurzentspannung 80

Lebensenergie 67
Leichter Drehsitz 54, 55
Lernprozesse des Ungeborenen 19
Leuchtender Schädel 70
Lichtenergie 25, 38, 48, 56, 68, 71, 74,
  81, 91 ff., 95, 124
Liebe zum Ungeborenen 6
Lotosblüte 14

Mandukasana 40
Manipura-Chakra 25
Massage 11, 34, 65, 105, 106
Matratze 53
Matsyasana 39
Mental-Körper 24
Milchbildung, 121, 122
Milchflußreflex 120
Milchzucker 122
Mobilisierung körpereigener Abwehr-
  stoffe 23
Muladhara Chakra 25
Musik 63
Muskatellersalbei 107
Muskelkater 42
Mutter-Kind-Verbundenheit 117
Muttermilch 115, 116, 124

Nabelschnur 66
Nachfütterung 7
Nakrasana 44
Nasenatmung 69
Nasenwechsel-Atmung 70

Obere Flankenatmung 68

Parivrtta-Trikonasana 56
Peridoralanästhesie 89
Physioball 12, 62, 105
Physische Mitte 26

Physischer Körper 24
Prägung des Embryos 17
Prana 67, 69, 74
Pranayama 23
Pranayama-Übungen 67
Preßdrang 100
Pressen im Kniestand 101
Pressen im Vierfüßerstand 104
Pressen in der Hockstellung 104
Pressen in Rückenlage 98
Pressen in Seitlage 100
Pressen, Technik 98
Preßwehen 98, 103
Pumpen 121

Querlage 62

Readsche Seitlage 88, 106
Rebirthing-Atmung 18, 72, 86, 94
Reflexpunkte 11
Reflexzonenstelle 27
Reinigungsübung 71
Rheuma 14, 52
Rooming-in 117
Rückenschmerzen 42
Rundrücken 39

Sahasrara 25
Sauerstoffversorgung 12, 87
Sauerstoffversorgung 87
Saugreflex 118
Schere-Übung 27, 51
Schilddrüsenkranke 60
Schlankheitsübung 58
Schlüsselbeinatmung 68
Schmerzen 125
Schneidersitz 33
Schnupfen 110
Schreien 7
Schwangerschaft als Lernprozeß 21
Schwangerschaftsgymnastik 9, 31, 99
Schwimmen 52
Schwingungsfrequenz 25
Seitliche Beinhebeübung 35
Sensibilität des Embryos 16
Shaktihaltung 32
Signale des Körpers 40
Singen der Vokale 75
Sodbrennen 109
Solar Plexus 73, 124
Sonnengeflecht 39
Spiritueller Hintergrund 35

Spiritueller Körper 24
Steißlage 66
Stillen 115, 122, 123, 125
Stillgruppen 119
Stillprobleme 120
Stimmung während der Geburt 76
Stoffwechsel 54
Streichmassage der Wadenmuskeln
  112
Swadhistana Chakra 25

Tragetücher 43
Trockenbürstungen 53

Unbewußte Ängste 94
Unterbewußtsein 96
Untere Flankenatmung 68

Verdauung 14, 60
Verdauungsschwäche 34
Verspannungen im Hüftbereich 33
Verstopfung 34, 50
Verstopfung 54
Vishudda-Chakra 25
Vokal-Atmung 75
Vormilch 116

Wärmflasche 49
Wasserader 8
Wassergeburt 95
Wehen 83, 91
Wehenatmung 12, 74, 83, 85, 88, 92
Wehenmittel, künstliche 89
Wehenpause 87, 91, 92
Wehenschmerzen 81, 83, 91, 92, 105,
  107
Wehensingen 76
Wehentätigkeit 92
Wirbelsäule 11, 28, 54, 58
Wirbelsäulenverkrümmungen 39

Yoga, spiritueller Hintergrund 23
Yoga und Problemlösungen 29
Yoga und Selbstfindung 29
Yoga-Baby 6
Yoga-Übungen für Schwangere 35
Yogaübungen, Wirkung der 26
Yoga-Vollatmung 49, 67, 68, 75, 81,
  91

Die Deutsche Bibliothek – CIP-Einheitsaufnahme

Focali, Ilona
Yoga für eine sanfte Geburt : Die optimale Vorbereitung in der Schwangerschaft/Ilona Focali. – Orig.-Ausg. – Berlin: URANIA, 1996
  ISBN 3-332-00577-4
NE: Focali, Ilona

Redaktion: Dr. Reitter & Partner Verlag GmbH, 85591 Vaterstetten
Umschlaggestaltung und Layout: Steinkaemper/Lohmann, Visuelle Kommunikation, 86859 Igling
Titelbild: ZEFA-ROSSI
Abbildungen: Heidi Velten, Isny: S. 115, 119; alle anderen: Fotostudio Grebenstein, Lippstadt
Produktion: Dr. Reitter & Partner Verlag GmbH, 85591 Vaterstetten
Druck: Westermann-Druck, Zwickau
Printed in Germany

Originalausgabe
ISBN 3-332-00577-4